식탁의 재구성

식탁의 재구성

초판 발행 | 2026년 1월 12일

지은이 | 이석필
펴낸이 | 김기호

펴낸곳 | 한가람서원
등록 | 제2-1863호
주소 | 서울특별시 중구 마른내로 72, 504호
전화 | 02-336-5695
팩스 | 02-336-5629
이메일 | bookmake@naver.com

ISBN | 978-89-90356-75-8 (03590)
값 | 20,000원

우리는 무엇을 먹고 사는가

식탁의 재구성

이석필

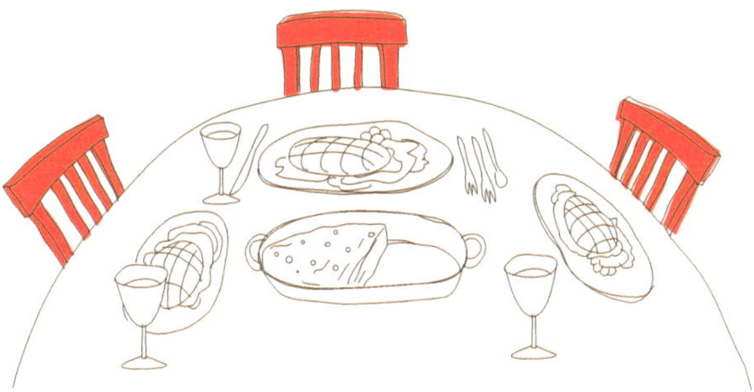

한가람서원

차 례

4 지속 가능한 먹거리를 찾아서

5 다시, 어떻게 먹을 것인가

6 먹는다는 것의 의미

프롤로그

집에서 불을 켜는 순간, 가장 먼저 밝아지는 것은 냄비가 아니라 화면이다. 가스레인지의 점화음 대신 알림음이 울리고, 조리대보다 먼저 펼쳐지는 것은 메뉴판이다. 우리는 더 이상 "무엇을 해 먹을까"를 고민하지 않는다. 대신 "어디서 시킬까"를 고른다. 이 변화는 얼핏 보기에 편의가 진화한 결과처럼 보인다. 그러나 조금만 들여다보면, 이는 편의의 문제가 아니라 식탁의 구조 자체가 재편된 결과임을 알 수 있다.

한때 주방은 집의 심장이었다. 불과 물, 칼과 도마가 모여 있던 그 공간은 음식을 만드는 장소를 넘어, 가족의 하루가 교차하는 중심이었다. 저녁 준비는 곧 대화의 시작이었고, 냄비에서 올라오는 김은 하루의 속도를 늦추는 신호였다. 식사는 시간을 나누는 행위였으며, 함께 먹는다는 사실 자체가 관계를 확인하는 하나의 의식에 가까웠다.

그러나 지금의 주방은 점점 축소되고 있다. 원룸과 오피스텔에서 주방은 하나의 '공간'이라기보다 통로에 가깝다. 때로는 최소한의 조리 기능만 남긴 채 장식처럼 배치되기도 한다. 그 자리를 대신한 것은 식당이 아니라, 식당의 인터페이스다. 테이블 위에 놓인 것은 접시보다 스마트폰이고, 식탁의 중심에는 음식보다 화면이 자리 잡는다.

배달 앱은 레스토랑을 집 안으로 옮겨놓지 않았다. 그것이 이식한 것은 레스토랑의 '경험'이 아니라, 선택과 결제의 순간을 극도로 압축한 구조였다. 접객은 사라지고, 조리 과정은 가려지며, 음식은 도착과 동시에 소비된다. 기다림은 최소화되고 설명은 생략된다. 음식은 이야기를 품기도 전에 식고, 관계를 만들기도 전에 치워진다. 이 속도는 우연이 아니다. 오늘날의 식탁은 효율을 중심으로 다시 설계되었기 때문이다.

우리는 선택지가 늘어났다고 믿는다. 수백 개의 메뉴와 수천 개의 가게가 손가락 아래 펼쳐진다. 화면을 넘길 때마다 새로운 음식이 등장하고, 세계 각국의 요리가 손쉽게 호출된다. 그러나 조금 더 가까이 들여다보면, 그 선택들은 놀라울 만큼 닮아 있다. 같은 플랫폼, 같은 알고리즘, 비슷한 가격대, 반복되는 맛의 문법. 다양성처럼 보이는 것은 사실 유통 구조가 허락한 범위 안에서만 가능한 차이에 가깝다.

선택은 많아졌지만, 선택의 조건은 오히려 단순해졌다. 조리의 난이도는 고려 대상에서 사라지고, 원산지와 계절성은 작은 글씨로 밀려난다. 남는 것은 가격, 별점, 배달 시간이다. 무엇을 먹을지는 선택하지만, 왜 그것을 먹는지는 더 이상 중요하지 않다. 선택은 능동적인 행위처럼 보이지만, 그 선택을 가능하게 하는 조건은 점점 보이지 않게 설계된다.

이 글은 바로 그 지점에서 출발한다. 우리가 먹고 있는 것이 과연 음식인지, 아니면 시스템인지 묻기 위해서다.

음식은 언제나 사회를 비추는 거울이었다. 한 나라의 식탁을 들여다보면 그 사회의 노동 구조와 가족 형태, 기술 수준은 물론, 무엇을 가치 있다고 여기는지까지 읽을 수 있다. 그렇다면 오늘날 우리의 식탁은 무엇을 말하고 있는가. 혼자 먹는 저녁, 플라스틱 용기에 담긴 따뜻함, 사진을 찍기 위해 존재하는 음식, 칼로리보다 먼저 계산되는 가성비. 이 모든 장면은 개인의 취향이라기보다, 시대가 만들어낸 선택의 결과에 가깝다.

외식 산업은 지금 거대한 전환기에 놓여 있다. 조리사는 줄어들고, 데이터는 늘어난다. 맛은 점점 표준화되고, 자극은 강화된다. 식재료는 글로벌화되지만, 식사는 점점 고립된다. 우리는 분명 더 편리해졌다. 그러나 그만큼, 무엇을 먹고 있는지 충분히 이해하지 못한 채 먹고 있다. 음식은 점점 말이 없어지고, 우리는 그 침묵에 익숙해진다.

여기서 다루고자 하는 것은 단순한 감상이 아니다. “요즘 음식 문화가 왜 이런가”라는 탄식에 머무르지 않는다. 대신 묻고자 한다. 어떤 힘이 우리의 식탁을 설계하고 있는가를. 플랫폼은 중립적인 도구가 아니다. 그것은 메뉴를 배열하고, 가게를 노출시키며, 가격의 상한과 하한을 암묵적으로 설정한다. 알고리즘은 우리의 취향을 예측하는 동시에, 그 취향을 형성한다.

우리가 자주 시키는 음식은 정말로 우리가 좋아해서일까. 아니면 그 음식이 우리 앞에 반복해서 등장했기 때문일까. 이 질문은 미식의 문제가 아니다. 소비자로서의 자율성, 더 나아가 선택할 권리에 대한 질문이다. 그리고 그 선택이 사라질 때, 우리는 무엇을 잃게 되는가에 대한 질문이다.

기술은 종종 외식 산업을 구원하는 것처럼 등장한다. 로봇 조리, 무인 점포, 밀키트, 대체육, 스마트 팜. 효율과 지속 가능성이라는 언어는 언제나 설득력이 있다. 그러나 그 이면에는 새로운 배제와 새로운 불균형이 숨어 있다. 키오스크 앞에서 길을 잃는 사람들, 배달 용기 쓰레기 더미 위에서 논의되는 친환경, ‘힙’한 비건 담론과 생존의 문제로서의 식량 위기 사이의 간극. 미래의 식탁은 기술만으로 설명될 수 없다.

배달도, 편의점도, 밀키트도 필요하다. 문제는 그것들이 유일한 선택지가 될 때 발생한다. 선택의 다양성은 메뉴의 숫자가 아니라, 선택할 수 있는 조건의 폭에서 결정된다. 직접 요리할 시간, 신뢰할 수 있는 정보, 공정한 가격 구조, 그리고 함께 먹을 수 있는 관계. 이런 조건들이 사라질 때, 식탁은 아무리 풍요로워 보여도 공허해진다.

이 글의 출발점은 단순하다. 우리는 무엇을 먹고 사는가. 그리고 그 선택은 과연 우리의 것인가. 이 질문에 답하기 위해, 우리는 주방을 떠나 유통을 살피고, 화면 너머의 알고리즘을 들여다본 뒤, 다시 식탁으로 돌아올 것이다. 해체는 파괴가 아니라 이해를 위한 과정이다. 이 책은 식탁을 한 번 해체한 뒤, 다시 어떻게 먹을 것인가를 묻는 재구성의 기록이다.

1

미식의 민주화인가,
유통의 역습인가

1

초연결 시대의 식탁
배달 앱이 바꾼 저녁 풍경

저녁이 찾아오면 도시는 눈에 띄게 다른 얼굴을 드러낸다. 어둠 속에서 하나둘 켜지는 것은 식당의 간판 불빛만이 아니다. 사람들의 손안에 쥐어진 스마트폰 화면 역시 동시에 밝아진다. 누군가는 퇴근길 지하철 안에서, 누군가는 집에 도착해 소파에 몸을 기댄 채로 오늘의 저녁을 고른다. 메뉴를 넘기는 손가락은 빠르고 주저함이 없다. 그것은 배가 몹시 고파서라기보다, 선택이라는 행위 자체가 이미 충분히 익숙해졌기 때문이다. 무엇을 먹을지 고민하는 시간마저 효율적으로 처리해야 할 일상의 일부가 되었다.

이제 음식은 더 이상 '찾아가는 것'이 아니다. 그것은 '도착하는 것'이 되었고, 우리는 도착 시간을 확인하며 식사를 준비한다. 식사를 기다리는 시간은 기대보다는 확인의 과정에 가깝다. 현재 위치와 남은 거리, 배달원의 이동 경로를 실시간으로 확인하며 우리는 식사가 어디쯤 와 있는지를 계산한다. 음식은 아직 도착하지 않았지만, 이미 시스템 안에서는 완결된 상태로 존재한다. 우리가 하는 일은 그저 마지막 단계를 기다리는 것이다.

배달 앱의 등장은 외식이라는 개념이 전제하던 공간의 의미를 근본적으로 바꾸어 놓았다. 식당은 더 이상 손님이 직접 발걸음을 옮겨야 하는 장소가 아니다. 그것은 플랫폼 위에 떠 있는 하나의 아이콘이자, 지도 위의 좌표이며, 알고리즘이 관리하는 수많은 데이터 중 하나다. 우리는 음식점의 위치나 주차 가능 여부보다 별점과 리뷰 수를 먼저 확인하고, 내부의 분위기나 음악보다 예상 배송 시간을 기준으로 선택한다. 식탁은 여전히 집 안에 놓여 있지만, 그 의미는 이미 도시 전체로 확장되었다. 외식은 특정한 장소로 이동하는 행위가 아니라, 도시의 공급망과 노동, 기술을 호출하는 행위가 되었다.

플랫폼 위에 놓인 식탁

이러한 변화는 흔히 '미식의 민주화'라는 말로 설명된다. 누구나 다양한 음식을 손쉽게 접할 수 있고, 과거에는 특정 지역이나 계층만 누리던 메뉴가 일상의 식탁 위로 올라왔다는 주장이다. 분명 이 말에는 일정 부분 진실이 담겨 있다. 배달 앱은 접근성을 혁신했고, 외식의 물리적·심리적 문턱을 낮췄다. 늦은 밤에도, 혼자서도, 특별한 준비나 용기 없이 외식을 할 수 있게 되었다. 외식은 더 이상 특별한 날의 이벤트가 아니라, 평범한 저녁의 선택지 중 하나가 되었다.

하지만 이 평범함은 동시에 외식이 지니던 의례적 성격을 희미하게 만든다. 누구와 어디에서 무엇을 먹는가는 더 이상 중요하지 않은 조건이 된다. 중요한 것은 얼마나 빠르게, 얼마나 안전하게, 얼마나 실패 없이 도착하는가이다. 실패하지 않는 식사는 곧 기억에 남지 않는 식사이기도 하다. 낯선 맛에 대한 기대, 가게를 잘못 골랐을 때의 실망, 예상치 못한 만족 같은 감정의 굴곡은 점

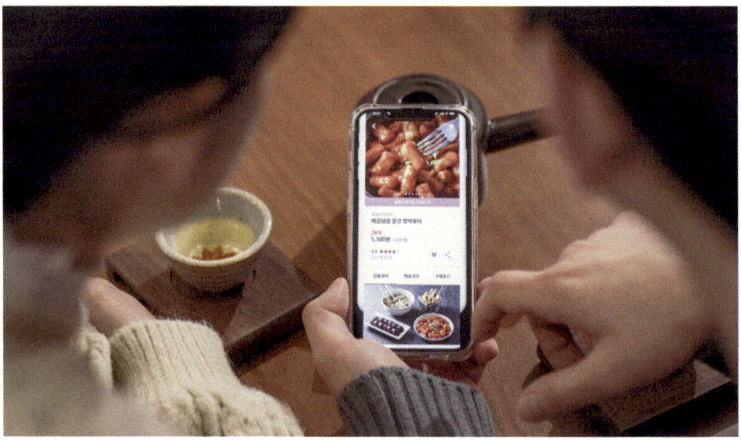

점 줄어든다. 식사는 점점 평균값에 가까워지고, 경험은 매끄러워진다.

그러나 '민주화'라는 단어는 언제나 질문을 동반해야 한다. 누가 무엇을 통제하고 있는가, 그리고 그 통제는 어떤 방식으로 작동하는가라는 질문이다. 초연결된 식탁 앞에서 우리의 선택은 지극히 자유로워 보인다. 수백 개의 가게, 끝없이 이어지는 메뉴 목록, 다양한 가격대와 조합. 하지만 이 자유는 결코 무작위적이지 않다. 앱의 첫 화면에 노출되는 가게, '지금 주문이 몰리고 있습니다'라는 문구, 특정 시간대에만 제공되는 할인 쿠폰과 추천 메뉴는 우연히 배치된 결과가 아니다.

알고리즘은 우리의 과거 선택과 행동을 분석해 현재의 선택지를 정렬하고, 그 정렬은 다시 우리의 미래 취향을 강화한다. 어제 먹은 음식은 오늘의 추천이 되고, 오늘의 선택은 내일의 기준이 된다. 이 과정은 조용하고 매끄럽게 반복되며, 우리는 점점 스스로의 취향을 발견하기보다 확인하게 된다. 선택지는 많아졌지만, 선택의 방향은 점점 비슷해진다. 우리는 다양성 속에 있는 듯 보이지만, 동시에 정교하게 설계된 흐름 안에 놓여 있다.

선택을 관리하는 알고리즘

이 구조 속에서 식당의 역할 또한 근본적으로 달라진다. 이제 요리를 잘하는 것만으로는 충분하지 않다. 음식은 맛있어야 할 뿐 아니라 사진 속에서 매력적으로 보여야 하고, 리뷰는 지속적으로 관리되어야 하며, 배달 동선에 최적화된 운영이 요구된다. 메뉴는 미각뿐 아니라 이동 시간과 흔들림, 온도 변화를 고려해 설계된다. 쉽게 식지 않는 음식, 배달 과정에서도 형태가 무너지지 않는 조리법, 재가열해도 품질이 크게 떨어지지 않는 재료가 우선된다.

그 결과 주방은 점점 작아지고, 홀은 사라진다. 손님을 맞이하던 공간은 조리와 포장을 위한 효율적인 작업 공간으로 대체된다. 음식은 접시보다 용기에 먼저 담기고, 식사의 경험은 공간보다 화면에서 시작된다. 가게의 정체성은 인테리어가 아니라 썸네일 이미지와 리뷰 문장으로 구성된다. 외식은 점점 하나의 콘텐츠가 되어 소비되고, 음식은 기억보다 기록에 가까워진다.

도시의 저녁 풍경 역시 이에 따라 달라진다. 한때 식당 앞에 늘어서 있던 대기 줄은 점차 사라지고, 그 자리를 오토바이와 전동 킥보드가 대신 채운다. 배달원은 새로운 형태의 서비스 노동자가 되었고, 이들의 이동 경로가 도시의 새로운 리듬을 만든다. 신호등 앞에서 멈췄다가 다시 출발하는 반복적인 움직임은 저녁 도시의 보이지 않는 박동처럼 이어진다.

식사는 점점 더 개인화되지만, 그 이면의 노동은 오히려 더욱 밀집되고 촘촘해진다. 누군가는 집 안에서 혼자 조용히 식사를 하고, 누군가는 도시 전체를 가로지르며 그 한 끼를 가능하게 만든다. 식탁은 분리되었지만, 노동은 더 복잡하게 얽혀 있다. 우리는 혼자 먹지만, 결코 혼자서 먹고 있지는 않다.

이 장면을 단순히 편리함의 자연스러운 결과로만 볼 수는 없다. 배달 앱은 도시의 식문화를 재배치하고, 보이지 않는 위계를 만들어낸다. 화면에서 잘 보이는 가게는 더 많은 선택을 받고, 그렇지 않은 가게는 존재하지 않는 것처럼 취급된다. 오프라인에서의 실력, 오랜 단골과의 관계, 지역 사회에서 쌓아온 평판은 온라인의 지표로 번역되지 않는 순간 의미를 잃는다. 외식은 더 이상 지역의 이야기만으로 유지되지 않는다. 그것은 플랫폼의 언어로 설명될 수 있어야만 살아남는다.

초연결 시대의 식탁은 우리에게 조용히 질문을 던진다. 우리는 정말로 더 자유롭게 먹고 있는가, 아니면 더 정교하게 관리되고 있는가. 배달 앱이 만들어낸 저녁 풍경은 분명 편리하고 효율적이다. 그러나 그 편리함은 동시에 하나의 규칙을 강요한다. 빠를 것, 익숙할 것, 실패하지 않을 것. 이 규칙에 맞지 않는 음식과 가게는 점점 화면 밖으로 밀려난다.

편리해진 식탁 뒤에 숨겨진 구조를 들여다보지 않는다면, 우리는 그 편리함의 대가를 인식할 수 없다. 무엇을 먹느냐보다 더 중요한 것은, 우리가 왜 이런 방식으로 먹게 되었느냐는 질문이다. 초연결 시대의 식탁은 이미 완성되어 있다. 이제 남은 것은, 그 식탁 앞에 앉은 우리가 어떤 태도로 이 구조를 바라보고, 어떤 선택을 할 것인가를 고민하는 일이다. 그 질문을 외면하지 않는 순간, 식사는 다시 단순한 소비가 아니라 하나의 사유가 될 수 있다.

2

깃발 꽂기와 수수료 전쟁, 플랫폼이 결정하는 오늘의 메뉴

배달 앱을 켜면 가장 먼저 지도가 나타난다. 작은 화면 위에 수많은 깃발이 꽂혀 있다. 음식점의 이름과 사진, 별점이 겹쳐진 이 풍경은 경쟁과 선택의 자유를 상징하는 것처럼 보인다. 각기 다른 색과 모양의 깃발들은 저마다 자신을 드러내며, 이 화면이 하나의 개방된 장터임을 암시한다. 누구나 이 지도 위에 자신의 가게를 올릴 수 있고, 소비자는 그중에서 마음에 드는 깃발을 고르면 된다.

지도는 열려 있고, 선택지는 풍부해 보인다. 손가락을 조금만 움직이면 더 많은 가게가 나타나고, 확대와 축소를 반복할수록 선택의 폭은 끝없이 넓어지는 것처럼 느껴진다. 이 장면은 마치 공정한 시장의 축소판처럼 제시된다. 가게는 모두 같은 크기의 아이콘으로 환원되고, 거리와 가격, 평점이라는 몇 가지 지표만으로 나란히 비교된다. 복잡한 현실은 단순한 기호로 정리되고, 우리는 그 기호들 사이에서 합리적인 소비자가 된 듯한 기분을 갖는다.

그러나 이 깃발들은 결코 같은 조건 위에 서 있지 않다. 어떤 깃발은 돈으로 더 높이 꽂혔고, 어떤 깃발은 데이터의 흐름 속에서 조용히 밀려났다. 같은 골목, 같은 거리 안에 있음에도 누군가는 화면의 중심에 있고, 누군가는 스크롤을 끝까지 내려야 겨우 모습을 드러낸다. 보이지 않는 차이는 이렇게 노출의 높낮이로 드러난다. 이 차이는 우연이 아니라, 미리 계산된 결과에 가깝다.

겉으로는 평평해 보이지만, 그 아래에는 분명한 경사가 존재한다. 우리는 그 경사를 인식하지 못한 채 화면을 바라본다. 손끝에서 느껴지는 것은 매끄러운 인터페이스뿐이고, 그 뒤에 놓인 구조는 감춰져 있다. 지도는 중립적인 정보처럼 보이지만, 사실상 이미 한 차례, 아니 여러 차례 손질된 결과물이다.

이 지도는 단순한 지도가 아니다. 그것은 현재의 외식 시장이 어떤 질서로 작동하는지를 압축해 보여주는 단면이다. 어느 가게가 먼저 보이고, 어떤 가게가 나중에 등장하는지는 취향의 문제가 아니라 구조의 문제다. 이미 한 차례 기울어진 지형 위에서 우리는 선택을 시작한다. 그리고 그 기울어짐은 너무 자연스러워서, 마치 원래부터 그랬던 것처럼 받아들여진다.

깃발이 꽂힌 지도, 편집된 공간

플랫폼의 핵심은 연결이 아니다. 그것은 배열이다. 같은 거리, 같은 업종, 비슷한 가격대의 가게라도 노출 순서는 전혀 다르다. 상단에 노출되는 가게는 더 많은 주문을 받고, 주문을 더 받는 가게는 다시 상단으로 올라간다. 이 순환은 맛이나 품질 같은 전통적인 기준보다, 가시성의 누적에 의해 강화된다. 한 번 보이는 가게는 계속 보이고, 보이지 않는 가게는 존재하지 않는 것처럼 취급된다.

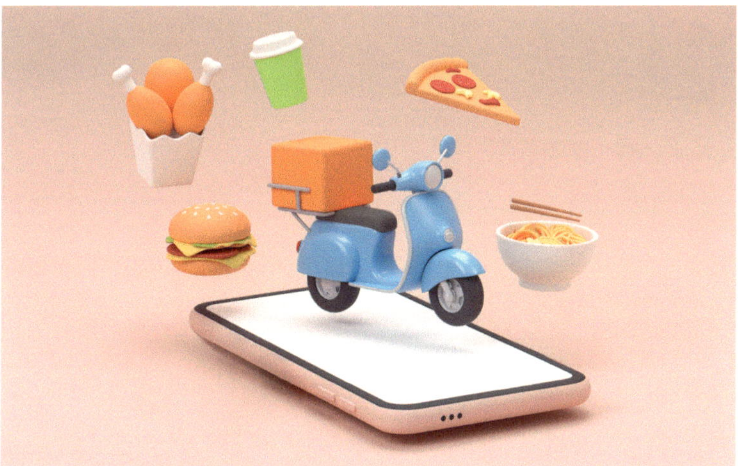

지도는 중립적인 공간처럼 보이지만, 사실상 하나의 편집면이다. 신문 1면이 모두에게 열려 있는 것처럼 보이지만 실제로는 엄격한 기준에 따라 배열되듯, 배달 앱의 지도 역시 선택과 배제가 반복되는 결과물이다. 이 편집의 기준은 공개되지 않고, 설명되지 않는다. 다만 결과만이 주어진다. 오늘도 우리는 그 결과 위에서 저녁을 고른다.

이 구조에서 플랫폼은 단순한 중개자가 아니다. 메뉴를 나열하는 존재가 아니라, 메뉴의 운명을 결정하는 편집자에 가깝다. 오늘 우리가 고르는 음식은 스스로 발견한 결과가 아니다. 이미 한 차례, 아니 여러 차례 선별된 결과물이다. 우리는 '내가 고른다'고 느끼지만, 실제로는 '고를 수 있게 허용된 것들' 중에서 선택한다. 자유는 존재하지만, 그 자유는 미리 설계된 범위 안에서만 작동한다.

수수료와 알고리즘, 보이지 않는 조리법

이 편집 권력의 중심에는 수수료 구조가 있다. 플랫폼은 주문을 연결해 주는 대가로 일정 비율의 수수료를 가져간다. 여기에 광고비, 노출 강화 옵션, 리뷰 관리 비용이 더해진다. 외식업의 계산법은 이 지점에서 근본적으로 바뀐다. 식재료비, 인건비, 임대료라는 전통적인 비용 위에, 플랫폼 비용이라는 새로운 고정

지출이 얹힌다. 이 비용은 대부분 음식 가격에 전가된다. 그러나 가격을 올리면 경쟁에서 밀려난다. 선택지는 많고, 소비자는 민감하다.

그래서 많은 가게들이 다른 선택을 한다. 양을 줄이고, 재료를 바꾸며, 조리 과정을 단순화한다. 오래 끓여야 하는 국물, 손이 많이 가는 메뉴, 주문 편차가 큰 음식은 점점 부담이 된다. 대신 빠르고, 안정적이며, 실패 가능성이 낮은 메뉴가 살아남는다. 이것은 요리사의 취향 변화가 아니라, 구조가 강요한 결과다. 플랫폼은 직접 "이 메뉴를 만들라"고 말하지 않는다. 다만, 만들기 어려운 조건을 조성할 뿐이다.

이 과정에서 '배달에 맞는 음식'이라는 새로운 기준이 등장한다. 식지 않는 맛, 눅눅해지지 않는 식감, 흔들려도 형태가 무너지지 않는 구성. 이는 기술적 요구처럼 보이지만, 실제로는 유통 조건이 미각을 재편하는 방식이다. 우리는 이것을 취향의 변화로 받아들이지만, 실은 취향이 바뀐 것이 아니다. 먼저 사라진 음식들이 있고, 그 빈자리를 채운 음식들이 있을 뿐이다. 선택지는 자연스럽게 좁아지고, 우리는 그 좁아진 범위 안에서 익숙함을 취향이라 부른다.

플랫폼은 스스로를 중립적인 기술이라고 설명한다. 알고리즘은 감정이 없고, 데이터에 따라 작동할 뿐이라고 말한다. 그러나 알고리즘은 결코 중립적이지 않다. 과거의 주문 기록은 미래의 추천이 되고, 추천은 다시 주문으로 이어진다. 이 순환 속에서 새로운 시도는 점점 불리해지고, 익숙한 선택은 강화된다. 다양성은 완전히 사라지지 않는다. 다만 점점 더 깊은 곳, 스크롤의 아래쪽으로 밀려난다. 보이지 않는 다양성은 실질적으로 존재하지 않는 것과 다르지 않다.

이 변화는 외식업자에게 지속적인 압박으로 작용한다. 플랫폼에 올라가지 않으면 장사가 되지 않고, 올라가더라도 수수료를 감당해야 한다. 플랫폼에 맞추지 않으면 사라지고, 맞추면 남지만 달라진다. 요리의 개성보다 운영의 최적화가 중요해지고, 주방의 판단보다 데이터의 반응이 우선된다. 오늘 잘 팔린 메뉴가 내일의 기준이 되고, 그 기준은 다시 주방을 규정한다. 창의성은 실험이 아니라 위험이 된다.

이 구조에서 소비자는 완전히 자유로운 존재가 아니다. 그러나 동시에 완전히 피해자라고 말하기도 어렵다. 우리는 빠르고, 실패 없는 선택을 원한다. 별점과 리뷰에 안도하고, 익숙한 메뉴에 손을 뻗는다. 플랫폼의 권력은 강요만으로 작동하지 않는다. 그것은 우리의 욕망과 손을 잡고 확장된다. 편리함을 원하는 마음, 고민하기 싫은 저녁, 실패하고 싶지 않은 하루가 이 구조를 지탱한다.

오늘의 메뉴는 더 이상 주방에서만 결정되지 않는다. 서버와 주방장, 손님 사이에 있던 결정권은 이제 플랫폼이라는 제3의 주체에게 넘어갔다. 이 권력은 눈에 띄지 않는다. 법이나 명령의 형태로 나타나지 않는다. 대신 배열과 추천, 노출이라는 방식으로 작동한다. 그러나 우리는 매일 그 결과를 먹고 있다. 화면 위에 먼저 보이는 메뉴, 자주 추천되는 맛, 점점 비슷해지는 선택지 속에서.

우리가 고른 메뉴는 정말 우리의 선택인가, 아니면 이미 선택된 것 중 하나를 집어 든 것인가. 깃발이 꽂힌 지도는 자유의 풍경처럼 보이지만, 그 깃발이 꽂히는 높이와 위치를 결정하는 힘은 우리 손에 있지 않다. 오늘의 메뉴는 그렇게, 보이지 않는 권력의 결과로 식탁 위에 오른다.

3

보이지 않는 주방, 클라우드 키친의 명과 암

도시에는 점점 더 많은 식당이 생기지만, 동시에 사라지는 것도 있다. 바로 홀이다. 지도와 화면 속에서 식당의 수는 늘어나지만, 거리에서 마주치는 식당의 얼굴은 점점 옅어진다. 테이블과 의자, 창가 자리와 소음, 저녁 시간의 분주함과 식사가 끝난 뒤 남아 있던 잔향. 한때 외식의 핵심을 이루던 이 공간들은 이제 더 이상 필수적인 요소로 취급되지 않는다.

홀은 배달 전문 주방이라는 이름 아래 축소되거나 제거되고, 사람을 맞이하던 장소는 점점 비워지며 그 자리는 조리와 포장만을 위한 기능적인 공간으로 대체된다. 메뉴판을 펼쳐 들고 주변을 둘러보며 주문을 고민하던 시간, 옆 테이블의 대화가 자연스럽게 섞여 들던 풍경은 더 이상 고려 대상이 아니다. 식당은 머무르는 공간이 아니라, 주문을 빠르게 소화해야 하는 작업장에 가까워졌다.

손님이 드나들지 않는 주방, 간판이 없는 식당은 이제 낯선 풍경이 아니다. 거리에서는 보이지 않지만, 앱 안에서는 분명히 존재하는 가게들. 그들은 도시의 표면이 아니라, 시스템의 내부에서 운영된다. 식당의 위치는 더 이상 찾아가야 할 주소가 아니라, 배달 가능 반경을 계산하기 위한 좌표로 기능한다.

손님이 드나들지 않는 주방과 간판이 없는 식당은 이제 낯선 풍경이 아니다. 거리에서는 보이지 않지만, 앱 안에서는 분명히 존재하는 가게들. 그들은 도시의 표면이 아니라 시스템의 내부에서 운영된다. 식당의 위치는 더 이상 찾아가야 할 주소가 아니라, 배달 가능 반경을 계산하기 위한 좌표로 기능하고, 외식의 시간 감각도 달라졌다. 식사를 위해 이동하던 시간과 자리에 앉아 기다리던 시간은 사라지고, 남은 것은 예상 도착 시간과 남은 분 단위의 숫자뿐이다. 음식은 경험을 동반하지 않은 채 이동하고, 우리는 그 이동의 끝만을 기다린다. 외식은 더 이상 '머무는 경험'이 아니라, '처리되는 주문'에 가까워졌다.

그 결과, 음식이 놓이던 맥락은 점점 줄어든다. 어디에서 먹는지, 어떤 분위기 속에 놓였는지는 중요하지 않다. 중요한 것은 식지 않았는지, 흔들리지 않았는지, 기대한 맛에서 크게 벗어나지 않았는가이다. 홀의 소멸은 단순한 공간의 변화가 아니라, 외식을 구성하던 감각과 기억이 점차 축소되는 과정이다. 우리는 여전히 먹지만, 그 음식을 둘러싼 장면은 점점 희미해진다.

사라지는 홀, 남겨진 주방

클라우드 키친은 이러한 변화를 빠르게 가속화한다. 외식의 공간을 도시의 표면에서 지워내고, 눈에 보이는 거리를 사라지게 하며, 그 자리를 데이터 뒤편, 앱 속의 화면과 서버 공간으로 옮긴다. 이제 식당은 물리적으로 어디에 있는지가 중요한 것이 아니라, 얼마나 잘 보이는지가 생존과 직결된다. 위치는 단순한 주소가 아니라 좌표로 환원되고, 공간은 장식이나 경험이 아니라 오직 조리와 포장이라는 기능으로 압축된다. 클라우드 키친은 이러한 현실을 효율이라는 단어로 설명한다. 홀 임대료가 필요 없고, 인테리어 비용이 줄어들며, 회전율이라는 개념 자체가 사라진다. 하나의 주방 안에서 여러 브랜드를 동시에 운영할 수 있으며, 메뉴는 수요와 알고리즘의 요구에 따라 신속하게 교체된다. 실패한 브랜드는 조용히 삭제되고, 새로운 이름과 이미지는 즉시 투입된다. 외식업은 점점 실험실처럼 운영되며, 성공 가능성이 낮은 시도는 기록만 남긴 채 빠르게 정리된다.

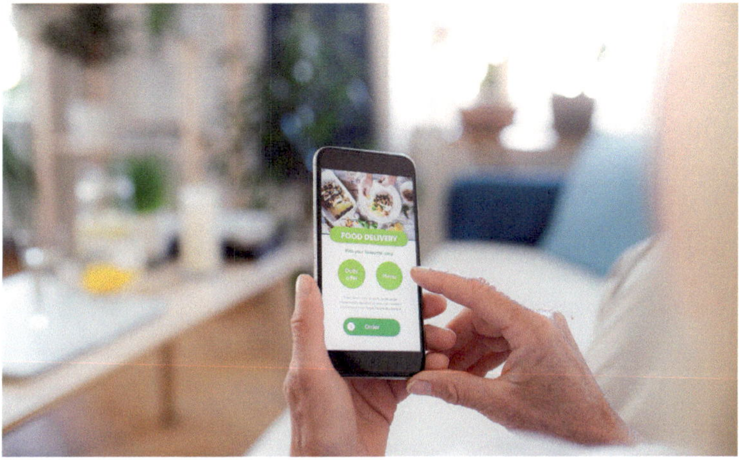

이 구조는 외식업에 진입하는 초기 비용을 낮추고, 겉으로 보면 누구나 쉽게 식당을 열 수 있는 환경처럼 보이게 만든다. 레시피와 소량의 자본만 있으면 시작할 수 있는 것처럼 보이지만, 그 이면에는 다른 종류의 비용이 들어온다. 임대료 대신 플랫폼 의존도가 높아지고, 간판 대신 디지털 마케팅과 광고 비용이 발생하며, 손님을 직접 맞이하지 않는 대신 알고리즘의 선택을 받아야 한다. 화면 속에서의 가시성이 생존을 결정짓는 요소가 되고, 홀에서 경험하던 고객과의 직접적 상호작용은 사라진다.

과거에는 거리와 위치에 따라 나뉘던 경쟁이 이제는 하나의 화면 안으로 압축된다. 물리적으로 멀리 떨어져 있던 식당들은 스크롤 안에서 서로를 밀어내고, 경쟁은 줄어든 것이 아니라 오히려 더 가까워지고 더 날카로워졌다. 주문을 받기 위한 경쟁, 노출을 확보하기 위한 경쟁, 알고리즘의 선택을 받기 위한 경쟁이 겹치며, 각 식당은 화면 안에서 끊임없이 서로를 밀어내고 밀려난다. 클라우드 키친이 만들어낸 이 새로운 환경에서는 공간의 제약이 줄어드는 대신, 보이지 않는 경쟁과 불확실성이 훨씬 더 촘촘하게 작동한다.

결과물로 환원된 외식

주방은 더 이상 식당의 중심이 아니다. 그것은 생산 시설에 가깝다. 요리는 현장에서 평가되지 않고, 별점과 리뷰라는 숫자로 환원된다. 냄새와 소리, 온도와 분위기, 손님의 표정과 반응은 제거되고, 사진과 문장이 그 자리를 대신한다. 음식은 먹기 전보다 찍히는 순간에 더 중요해졌다.

이는 품질 관리에는 유리하다. 일관성은 높아지고 변동성은 줄어들지만, 음식이 놓이던 맥락은 점점 얇아진다. 요리는 경험이 아니라 결과물로만 존재하며, 누가 어떤 날 어떤 기분으로 만들었는지는 중요하지 않다. 중요한 것은 같은 사진, 같은 맛, 같은 평가뿐이다.

노동의 형태도 함께 바뀌었다. 홀 직원은 필요 없어지고 조리는 표준화된다. 빠른 조리, 안정적인 맛, 반복 가능한 공정이 최우선 가치가 되며, 숙련은 축적되기보다 매뉴얼로 분해된다. 레시피는 개인의 노하우가 아니라 데이터로 관리되고, 사람은 그 데이터를 실행하는 역할만 맡는다. 요리사는 점점 장인이라기보다 운영자에 가까워지고, 창의성은 미덕이 아니라 변수가 된다.

클라우드 키친은 외식업자에게 새로운 기회를 제공하는 동시에, 새로운 불안을 안긴다. 공간이 없다는 것은 보호막이 없다는 뜻이기도 하다. 단골은 쌓이기 어렵고, 브랜드 충성도는 낮으며, 평판은 빠르게 쌓이지만 더 빠르게 무너진다. 한 번의 악평, 한 번의 알고리즘 변화가 곧바로 매출로 이어진다. 식당은 더 민첩해지지만 동시에 더 취약해진다.

소비자에게 클라우드 키친은 분명 편리하다. 더 많은 선택지, 더 빠른 배송, 더 다양한 메뉴. 그러나 그 선택지는 종종 서로 닮아 있다. 비슷한 사진, 비슷한 메뉴 구성, 비슷한 가격대. 브랜드 이름은 다르지만 조리 방식과 맛의 구조는 유사하다. 다양성은 수량으로는 늘어나지만 질감으로는 줄어든다. 우리는 많은 것을 고를 수 있지만, 전혀 다른 경험을 하기는 점점 어려워진다.

이 균질화는 우연이 아니다. 클라우드 키친은 실험에 관대해 보이지만, 실제로는 실패를 빠르게 제거하는 구조다. 성공한 포맷은 복제되고, 실패한 시도는 기록만 남긴 채 사라진다. 새로운 맛은 등장하지만 오래 머무르지 않고, 남는 것은 데이터가 검증한 안정적인 조합뿐이다. 외식은 점점 리스크 관리의 산업이 된다.

도시의 풍경도 함께 변한다. 거리의 식당은 줄어들고, 주거 지역의 창고와 상가 뒤편에 주방이 들어선다. 불이 켜진 창문과 사람들의 소음 대신, 배달 오토바이의 동선이 도시의 리듬을 만든다. 식당은 더 이상 동네의 중심이 아니다. 그것은 보이지 않는 네트워크의 한 노드가 된다. 도시는 먹는 장소를 잃고, 배송 경로를 얻는다.

클라우드 키친의 명과 암은 분명하다. 효율과 접근성이라는 장점 뒤에는 공간과 관계의 상실이라는 대가가 따른다. 문제는 이것이 일시적인 실험이 아니라, 외식 산업의 새로운 기본값으로 자리 잡고 있다는 점이다. 우리는 점점 더 많은 음식을 먹지만, 그 음식을 둘러싼 장면은 점점 줄어든다.

보이지 않는 주방은 묻고 있다. 외식에서 공간은 얼마나 중요한가. 우리는 음식을 먹는 것만으로 충분한가, 아니면 그 음식을 둘러싼 시간과 장소, 사람의 밀도까지 필요로 하는가. 클라우드 키친은 효율적인 해답을 제시하지만, 동시에 하나의 질문을 남긴다. 외식이 완전히 결과물로 환원될 때, 우리는 무엇을 잃게 되는가.

4

1인 가구의 거대한 냉장고가 된 편의점

편의점은 오늘날 가장 정직한 식문화 보고서다. 유행을 예측하지도, 이상을 말하지도 않지만, 누가 언제 무엇을 먹는지는 가장 빠르고 정확하게 기록한다. 도시락의 구성 변화, 컵라면 진열대의 끝없는 확장, 냉장·냉동 코너가 차지하는 면적의 증가는 모두 단순한 상업적 선택이 아니라, 사회적 사실을 가리킨다. 우리는 점점 함께 먹지 않고, 점점 더 자주 혼자 먹는다. 그리고 이 '혼자 먹는 경험'은 우연이 아니라, 사회와 생활 구조가 만들어낸 상태다. 편의점 음식은 더 이상 단순히 '대충 때우는 한 끼'가 아니다. 그것은 철저하게 계산된 미식이며, 소비 경험 전체가 설계 대상이 된다.

열량 대비 포만감, 가격 대비 만족도, 전자레인지 조리 시간, 포장 개봉의 편의성까지 세밀하게 고려된다. 여기에 유명 셰프의 이름, 지역 맛집과의 협업, 시즌 한정이라는 이야기 장치가 더해진다. 편의점은 요리를 팔기보다 안정된 만족을 판매한다. 실패하지 않을 것이라는 확신, 누구나 예상 가능한 경험이 상품의 핵심 가치가 된다.

그러나 이러한 미식은 언제나 유통과 시스템의 조건 안에서만 가능하다. 유통기한, 회전율, 표준화된 공정은 맛의 상한선을 정한다. 오래 끓여야 깊어지는 국물, 즉석에서 완성되어야 살아나는 식감, 손이 많이 가는 조리는 이 구조에 적합하지 않다. 편의점 미식에는 우연도, 즉흥도, 느림도 없다. 오차 없이 반복될 수 있는 맛만이 살아남는다. 우리는 이것을 '편리함'이라 부르지만, 동시에 선택의 폭이 줄어든 결과이기도 하다.

1인분 문화와 개인화된 식탁

인분으로 설계된 음식은 단순한 분량의 문제가 아니다. 그것은 식사를 바라보는 사고방식의 변화다. 나누지 않아도 되는 양, 설명하지 않아도 되는 메뉴, 기다리지 않아도 되는 과정. 식사는 점점 더 기능에 가까워지고, 배고픔을 해결하고 시간을 절약하며 감정을 최소한으로 소모하는 행위가 된다. 식탁은 더 이상 공유의 공간이 아니라, 개인의 공간으로 이동했고, 그 이동은 거실이 아니라 각자의 방, 각자의 화면 앞에서 이루어진다.

이 변화는 개인의 선택처럼 보이지만, 사실은 사회 구조의 반영이다. 불규칙한 노동 시간, 예측 불가능한 퇴근, 약해진 지역 공동체 속에서 편의점은 가장 현실적이고 즉각적인 대안이 된다. 언제나 열려 있고, 언제나 같은 자리에 있으며, 언제나 같은 맛을 제공하는 편의점은 음식 공간이 아니라 불확실한 일상에 대한 안전망과 같다.

편의점의 확장은 골목 상권에도 직접적인 영향을 미친다. 실패하지 않는 선택지, 일정한 가격, 변하지 않는 품질. 작은 개인 식당이 가장 제공하기 어려운 조건을 편의점은 시스템으로 구현한다. 전국 어디서나 동일한 품질을 유지하는 거대한 유통망과 경쟁해야 하는 개인 식당은, 이제 더 이상 옆 가게만을 신경 쓰는 것이 아니라, 국가 단위의 표준화된 경쟁 속으로 밀려난다. 이는 공정하지도, 대등하지도 않은 경쟁이다. 개인의 노력이 부족해서가 아니라, 구조가 이미 그렇게 설정되어 있기 때문이다.

편의점은 효율의 승자이지만, 효율이 높아질수록 사라지는 것도 있다. 지역마다 달랐던 맛의 편차, 주인장의 취향이 스며 있던 메뉴, 계절과 날씨에 따라 달라지던 식단. 편의점 미식은 안정적이지만, 동시에 균질하다. 우리는 더 안전하게 먹지만, 전보다 덜 다양하게 먹는다. 골목 상권이 거대한 냉장고로 재편되는 이 변화는 단순한 상업적 문제가 아니다. 그것은 우리가 어떤 방식으로 살고, 어떤 방식으로 먹으며, 무엇을 포기하고 있는지를 묻는 질문이다.

편의점 미식은 시간과 밀접하게 연결된다. '조리 시간'과 '대기 시간'은 더 이상 단순한 편의의 척도가 아니라, 사회적 삶의 리듬을 반영하는 요소다. 빠른 조리와 즉각적인 소비가 가능하다는 것은, 동시에 우리가 느린 시간, 즉흥적 선택, 우연한 발견에서 멀어지고 있음을 의미한다. 어떤 맛은 이제 더 이상 경험될 기회를 갖지 못한다. 철저히 관리되고 반복 가능한 미식만이 살아남는다.

또한, 편의점 미식은 감정적 경험까지 설계한다. 포장지의 색, 메뉴 이름, 시즌 한정이라는 이야기는 소비자가 느끼는 '특별함'을 의도적으로 만들어낸다. 그러나 그 특별함은 제한적이고, 안전하며, 실패할 가능성이 없다. 이는 미식 경험을 '모험'이 아니라 '예측할 수 있는 만족'으로 바꾸어버린다.

편의점은 우리의 현재를 가장 정확히 반영하며, 그래서 그 미식은 편리하면서도 어딘가 씁쓸하다. 안정적이고 효율적이지만, 동시에 균질하고 예측 가능하다. 혼자 먹는 경험이 늘어나고, 미식이 시스템에 맞춰 설계되며, 골목 상권이 재편되는 과정 속에서

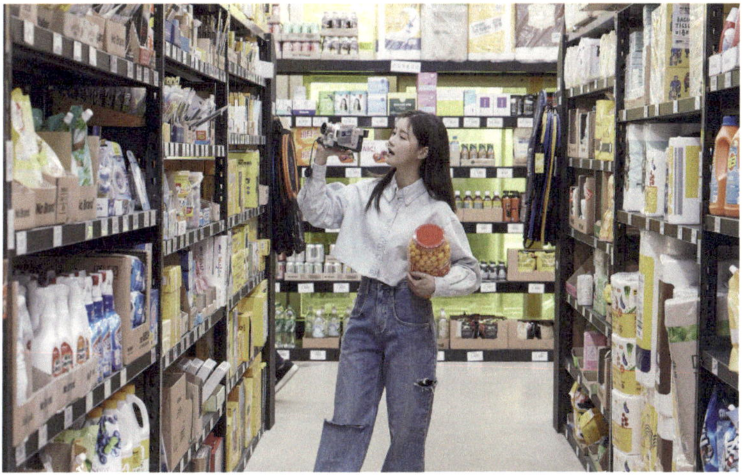

우리는 많은 것을 얻고, 많은 것을 잃는다. 편의점은 단순한 소비 공간이 아니다. 그것은 현대인의 삶, 사회 구조, 노동 조건, 공동체의 변화, 미식 경험의 재정의를 한눈에 보여주는 거울이다.

편리함과 효율 뒤에 숨은 균질함과 고립, 안전과 동시에 제한된 선택. 그 안에서 우리는 무엇을 먹고, 무엇을 잃고 있는지 스스로 질문해야 한다. 그리고 그 질문이 바로, 오늘날 편의점이 기록하고 있는 가장 중요한 사회적 사실이다.

2

왜 우리는 자극에 중독되는가

1

단짠의 경제학, 뇌를 자극하는 식품 공학의 설계도

우리는 흔히 말한다. “요즘 음식은 왜 이렇게 자극적일까.” 그러나 이 질문은 절반만 맞다. 오늘날의 음식은 자극적인 것이 아니라, 자극에 최적화되어 있다. 단맛과 짠맛의 조합, 흔히 ‘단짠’이라 불리는 이 감각은 우연한 유행이 아니다. 그것은 수십 년에 걸쳐 발전한 식품 공학과 소비 심리의 합작품이다. 단맛과 짠맛은 인간에게 가장 빠르게 보상 신호를 보내는 감각이다. 단맛은 에너지의 신호이고, 짠맛은 생존의 기억이다. 이 두 감각은 뇌에서 거의 즉각적인 만족을 유발한다. 문제는 이 반응이 의식보다 빠르다는 데 있다. 우리는 좋아하기로 결정하기 전에 이미 반응하고 있다.

단짠과 설계된 미식

식품 산업은 이 속도를 누구보다 잘 이해한다. 오늘날의 음식은 '배부르게 먹는 것'을 목표로 하지 않는다. 다시 먹게 만드는 것이 목표다. 이를 위해 필요한 것은 포만감이 아니라, 기억에 남는 자극이다. 단짠은 그 역할을 가장 효율적으로 수행한다. 자극은 강할수록 좋은 것이 아니다. 중요한 것은 반복 가능성이다. 너무 강하면 질리고, 너무 약하면 기억되지 않는다. 식품 공학이 추구하는 것은 이 미묘한 균형이다. 혀가 아니라 뇌를 기준으로 설계된 맛, 정확히 말하면 보상 회로에 맞춰 조율된 자극이다.

이 과정에서 음식은 요리가 아니라 설계물이 된다. 설탕, 소금, 지방은 각각 독립적으로 작동하지 않는다. 이들은 서로를 증폭시키며 작동한다. 짠맛은 단맛을 더 선명하게 만들고, 단맛은 지방의 무게를 숨긴다. 이 조합은 입 안에서 빠르게 사라지지만, 뇌에는 또렷이 남는다. 우리는 배부른데도 다시 먹고 싶어진다.

이 구조는 개인의 의지 문제로 환원되기 쉽다. "조절하면 된다", "입맛이 문제다". 그러나 이는 책임을 잘못된 곳에 둔 해석이다. 우리는 개인이 통제하기 어려운 환경 속에서 먹고 있다. 자극은 선택지가 아니라 기본값이 되었고, 자극적이지 않은 음식은 '심심한 것'으로 밀려난다. 외식 산업에서 이 현상은 더욱 뚜렷하다. 배달과 포장, 재가열을 거치는 음식은 섬세한 향이나 미묘한 식감보다 즉각적인 맛의 밀도가 필요하다. 단짠은 이동과 시간에 강하다. 식어도 살아남고, 다시 데워도 무너지지 않는다. 이는 취향의 문제가 아니라 유통 환경이 요구하는 조건이다.

문제는 이 조건이 반복되며 우리의 기준을 바꾼다는 데 있다. 이전에는 특별했던 자극이 일상이 되면, 더 강한 자극이 필요해진다. 자극의 기준선이 올라가면, 자연스러운 맛은 점점 더 희미하게 느껴진다. 우리는 '맛있다'와 '자극적이다'를 구분하지 못하게 된다. 이 지점에서 단짠은 단순한 맛의 문제가 아니라 경제의 언어가 된다. 자극적인 맛은 원가 대비 만족도가 높다. 적은 비용으로 강한 반응을 끌어낼 수 있다. 이는 대량 생산, 빠른 회전, 낮은 리스크를 가능하게 한다. 단짠은 미각의 선택이 아니라 산업적 합리성의 결과다.

개인 경험에서 사회 구조로

2030 세대가 단짠에 익숙한 이유는 입맛이 유치해서가 아니다. 그들은 단짠이 가장 많이 제공되는 환경에서 성장했다. 편의점, 배달, 가공식품, 밀키트. 이 모든 곳에서 단짠은 기본값이다. 익숙함은 선택이 아니라 노출의 결과다. 이 구조에서 '건강한 음식'은 종종 도덕적 선택으로 포장된다. 참아야 하고, 노력해야 하며, 비용이 든다. 반면 단짠은 언제나 손쉽다. 이 비대칭은 개인의 의

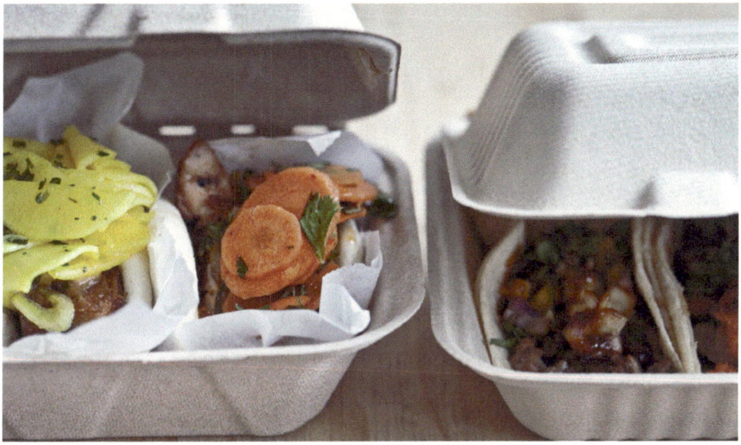

지를 시험하는 문제가 아니라, 환경 설계의 문제다. 우리는 건강을 선택하기 어렵게, 자극을 선택하기 쉽게 설계된 식탁 앞에 앉아 있다.

단짠의 문제는 건강 수치에만 있지 않다. 그것은 미각의 단순화다. 복합적인 맛을 이해하고 즐기는 능력은 경험과 시간이 필요하다. 그러나 자극에 길들여진 미각은 기다리지 않는다. 즉각적인 반응을 요구한다. 이 변화는 개인의 취향을 넘어 문화의 방향을 바꾼다. 예전에는 재료의 계절감, 조리의 차이, 미묘한 향과 식감에서 미식 경험이 발생했지만, 이제는 단짠이라는 보편적 패턴이 기준이 된다.

결국 우리는 단짠 앞에서 선택을 강요받는다. "먹고 싶은 것을 선택하는 것"처럼 보이지만, 실상은 환경이 정한 기본값 속에서 살아가는 것이다. 편의점에서, 배달 음식에서, 가공식품 선반 앞에서 우리는 반복 가능한 만족과 즉각적 보상에 길들여지고 있다. 이 구조는 사회적이고 시스템적인 문제다. 개인의 입맛이 약해서도, 의지가 부족해서도 아니다. 단짠은 문화적 습관이자 경제적 설계이며, 현대 식탁의 구조적 산물이다.

이제 중요한 질문은 단순히 "왜 음식이 자극적일까?"가 아니라, "우리가 어떤 환경에서, 어떤 경험 속에서 먹고 있는가?"이다. 단짠은 개인의 문제를 넘어, 사회가 설계한 식탁의 표준이자 현대인의 생활 리듬에 맞춘 '안정적인 미식 경험'이다. 그리고 그 경험은 편리하지만, 동시에 미묘한 맛의 다양성과 미식의 탐색 가능성을 제한한다. 단짠의 뒤편에는 우리의 선택이 아니라, 반복 가능성과 안전을 최우선으로 설계된 시스템이 있다.

2

먹방과 인스타그램이 만든 '보여주기식' 외식 문화

우리는 더 이상 음식 앞에서 바로 먹지 않는다. 먼저 본다. 사진을 찍고, 각도를 조정하고, 조명을 확인한다. 그리고 기록한다. 이 일련의 과정은 단순한 습관의 변화가 아니다. 음식이 소비되는 순서 자체가 바뀌었음을 보여주는 명확한 징후다. 혀보다 화면이 먼저다.

과거의 식사는 현장에서 완결되었다. 먹고, 느끼고, 기억 속에 남겼다. 지금의 식사는 화면에서 시작된다. 이미지를 보고 기대하고, 기대에 맞춰 먹으며, 그 결과를 다시 이미지로 환원한다. 음식은 경험이기 전에 콘텐츠가 된다. 이때 중요한 것은 실제의 맛이 아니라, 맛있을 것이라는 예감이다.

먹방과 SNS는 음식을 시각적 콘텐츠로 재정의했다. 맛은 여전히 중요하지만, 그것이 전달되는 방식은 근본적으로 달라졌다. 예전에는 "어땠어?"라는 질문에 말로 답했다면, 지금은 이미지를 보여준다. 설명은 줄어들고, 증거가 앞선다. 이 변화는 외식의 목적을 바꾼다. 음식은 배를 채우는 행위이자, 동시에 자신을 드러내는 수단이 된다.

보여주기식 외식과 콘텐츠 미식

먹방은 특히 이 변화를 극적으로 보여준다. 혼자 먹는 장면을 다수가 지켜본다. 친밀해 보이지만, 실제로는 철저히 매개된 관계다. 시청자는 대리 포만을 느끼고, 출연자는 과장된 반응으로 맛을 설명한다. 이때 중요한 것은 미묘한 향이나 여운이 아니다. 씹는 소리, 한입의 크기, 먹는 속도, 그리고 표정의 변화가 관건이다. 음식은 점점 더 '소리'와 '양'과 '리듬'으로 평가된다. 한 젓가락, 한 모금의 행동조차 퍼포먼스화된다. 먹는 과정은 더 이상 개인적 체험이 아니라, 관객을 위한 연출이 된다.

이 과정에서 맛은 체험이 아니라 퍼포먼스가 된다. "맛있다"라는 말은 감각의 묘사가 아니라, 리액션의 크기와 반복되는 동작으로 대체된다. 놀라움, 감탄, 반복되는 표정과 동작은 시청자가 기대하는 흥미와 만족을 만들어내는 장치다. 실제로 음식의 향이

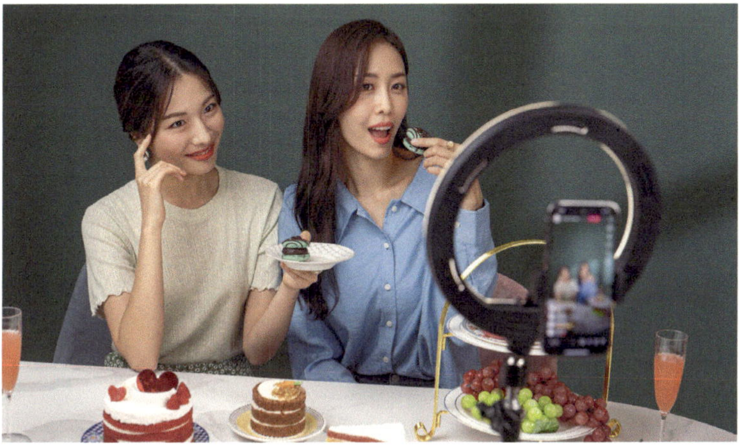

나 질감은 화면을 통해 전달되기 어렵지만, 시청자의 뇌는 그 시각적·청각적 신호만으로도 만족을 느낀다. 음식은 입안보다 화면에서 먼저 완성되고, 경험은 시청자의 눈과 귀를 통해 대리적으로 체험된다.

SNS에서 음식은 또 다른 방식으로 소비된다. 접시는 배경이 되고, 음식은 오브제가 된다. 색감, 형태, 대비, 단면까지 고려되는 시각적 설계가 요구된다. 잘 찍히는 음식은 더 많이 공유되고, 결과적으로 더 잘 팔린다. 반대로 화면에서 매력이 떨어지는 음식은 존재감이 약화되며, 소비자의 선택에서 서서히 밀려난다. 이는 외식업자에게 맛뿐 아니라 보여지는 방식을 최우선으로 고려하도록 만든다. 실제 맛보다 '사진에서 잘 보이는지'가 메뉴 개발과 구성의 핵심 기준이 된다.

이 과정은 단순히 음식의 시각화를 넘어 소비자 경험 전체를 재편한다. 소비자는 단순히 먹는 것이 아니라, 먹는 순간에도 이미 기록하고 공유하는 행위를 수행한다. 사진을 찍기 위해 잠시 멈추고, 각도를 조정하며, 조명을 확인한다. 음식의 온도와 질감을 경험하는 자연스러운 시간은 단축되고, 대신 화면 속 이미지가 우선한다. 그 결과, 음식은 체험보다 콘텐츠가 되고, 기억보다 기록이 우선한다.

이러한 변화는 음식 문화의 속도를 가속화한다. 전에는 한 접시의 맛을 충분히 음미하며 기억에 남겼다면, 이제는 첫눈에 임팩트를 주고, 사진 한 장으로 설명 가능한 맛이 중심이 된다. 천천히 쌓이는 풍미나 여운은 기록되기 어렵고, 대중의 시선을 끌기 힘들다. 강한 색감, 단짠의 즉각적인 맛, 과감한 구성—즉각적 반응을 끌어낼 수 있는 요소들이 콘텐츠로서의 가치를 결정한다. 음식은 더 이상 입안에서 완성되지 않고, 화면 위에서 설계되고 소비된다.

결국, 먹방과 SNS 중심의 외식은 단순한 유행이 아니라 맛과 경험을 재구성하는 사회적 구조적 변화다. 음식은 소비자와 매개자, 카메라와 화면 사이에서 다층적으로 해석되며, 우리의 미각 경험은 점점 더 시각과 청각 중심으로 변모한다. 현대 미식의 핵심은 더 이상 순수한 맛이 아니라, 보여지는 방식과 연출된 경험이다.

기록과 공유가 지배하는 식탁

이 기준은 메뉴의 성격을 바꾼다. 즉각적으로 이해되는 맛, 한 장의 사진으로 설명되는 구조. 깊은 맛은 설명하기 어렵고, 즉각적인 맛은 공유하기 쉽다. 단짠, 강한 대비, 과감한 색감은 여기서도 유리하다. 보여주기 좋은 음식은 대개 첫 입에서 반응이 오는 음식이다. 천천히 축적되는 맛은 화면에 담기 어렵다.

이 시각 중심의 소비는 우리의 기대치를 재편한다. 음식은 경험이 아니라 콘텐츠의 연장이 되고, 실망은 곧 '공유할 가치 없음'으로 이어진다. 조용히 좋은 음식, 천천히 이해해야 하는 음식은 선택지에서 점점 사라진다. 맛이 없어서가 아니라, 보여줄 수 없기 때문에.

외식은 더 이상 그 자리에서 끝나지 않는다. 그것은 기록되고, 비교되고, 평가된다. 별점과 좋아요, 조회 수는 맛의 또 다른 화폐가 된다. 이 숫자들은 객관적인 지표처럼 보이지만, 실제로는 노출의 결과이자 알고리즘의 산물이다. 우리는 맛을 판단한다고 믿지만, 동시에 이미 정렬된 결과를 소비하고 있다.

이 구조 속에서 소비자 역시 변한다. 우리는 먹는 동시에 연출한다. 무엇을 먹을지뿐 아니라, 어떻게 보일지를 함께 고려한다. 음식은 사라지지만, 이미지는 남는다. 기억보다 기록이 오래가고, 경험보다 공유가 중요해진다.

결국, 먹방과 SNS 중심의 외식 문화는 단순한 트렌드가 아니다. 그것은 맛보다 이미지, 경험보다 기록, 체험보다 공유를 우선하는 현대 미식의 구조적 변화를 보여준다. 우리가 무엇을 먹는가, 어떻게 먹는가, 그리고 무엇을 보여주는가, 이 모든 것이 연결되어 현대 식탁의 본질을 재정의한다. 먹방과 SNS는 음식을 시각적 콘텐츠로 재정의했다. 맛은 여전히 중요하지만, 그것이 전달되는 방식은 근본적으로 달라졌다. 예전에는 "어땠어?"라는 질문에 말로 답했다면, 지금은 이미지를 보여준다. 설명은 줄

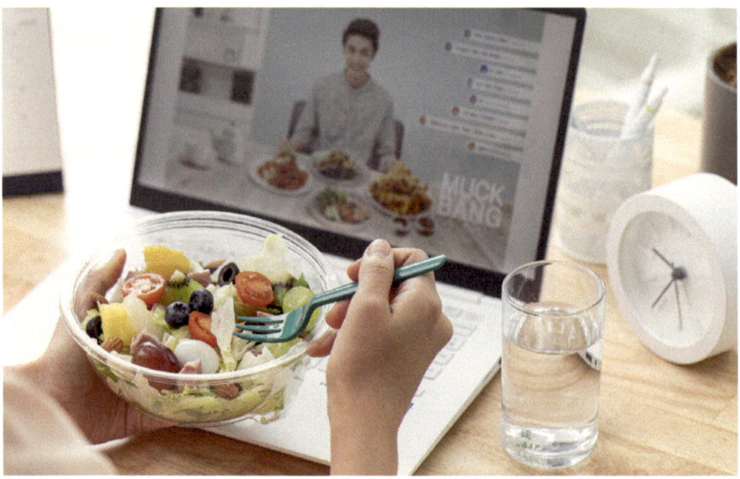

어들고, 증거가 앞선다. 이 변화는 외식의 목적을 바꾼다. 음식은 배를 채우는 행위이자, 동시에 자신을 드러내는 수단이 된다.

먹방은 특히 이 변화를 극적으로 보여준다. 혼자 먹는 장면을 다수가 지켜본다. 친밀해 보이지만, 실제로는 철저히 매개된 관계다. 시청자는 대리 포만을 느끼고, 출연자는 과장된 반응으로 맛을 설명한다. 이때 중요한 것은 미묘한 향이나 여운이 아니다. 씹는 소리, 한입의 크기, 먹는 속도, 그리고 표정의 변화다. 음식은 점점 더 '소리'와 '양'과 '리듬'으로 평가된다.

이 과정에서 맛은 체험이 아니라 퍼포먼스가 된다. 맛있다는 말은 감각의 묘사가 아니라, 리액션의 크기로 대체된다. 놀라움, 감탄, 반복. 이는 실제의 미각을 설명하기보다는, 시청자의 기대를 충족시키는 연출에 가깝다. 음식은 입안보다 화면에서 먼저 완성된다.

SNS에서 음식은 또 다른 방식으로 소비된다. 접시는 배경이 되고, 음식은 오브제가 된다. 색감, 형태, 대비, 단면. 잘 찍히는 음식은 잘 팔리고, 잘 찍히지 않는 음식은 조용히 밀려난다. 이는 외식업자에게 새로운 기준을 요구한다. 맛있어야 하지만, 그보다 먼저 보여야 한다는 기준이다.

이 기준은 메뉴의 성격을 바꾼다. 즉각적으로 이해되는 맛, 한 장의 사진으로 설명되는 구조. 깊은 맛은 설명하기 어렵고, 즉각적인 맛은 공유하기 쉽다. 단짠, 강한 대비, 과감한 색감은 여기서도 유리하다. 보여주기 좋은 음식은 대개 첫 입에서 반응이 오는 음식이다. 천천히 축적되는 맛은 화면에 담기기 어렵다.

이 시각 중심의 소비는 우리의 기대치를 재편한다. 음식은 경험이 아니라 콘텐츠의 연장이 되고, 실망은 곧 '공유할 가치 없음'으로 이어진다. 조용히 좋은 음식, 천천히 이해해야 하는 음식은 선택지에서 점점 사라진다. 맛이 없어서가 아니라, 보여줄 수 없기 때문에.

외식은 더 이상 그 자리에서 끝나지 않는다. 그것은 기록되고, 비교되고, 평가된다. 별점과 좋아요, 조회 수는 맛의 또 다른 화폐가 된다. 이 숫자들은 객관적인 지표처럼 보이지만, 실제로는 노출의 결과이자 알고리즘의 산물이다. 우리는 맛을 판단한다고 믿지만, 동시에 이미 정렬된 결과를 소비하고 있다.

이 구조 속에서 소비자 역시 변한다. 우리는 먹는 동시에 연출한다. 무엇을 먹을지뿐 아니라, 어떻게 보일지를 함께 고려한다. 음식은 사라지지만, 이미지는 남는다. 기억보다 기록이 오래가고, 경험보다 공유가 중요해진다.

3

저렴한 한 끼 뒤에 숨겨진 초가공식품의 습격

"이 가격에 이 정도면 괜찮다."

현대의 식사는 종종 이 한 문장으로 평가된다. 맛보다 먼저 가격이 등장하고, 경험보다 먼저 계산이 앞선다. 가성비는 합리적인 소비의 언어처럼 보이지만, 동시에 이 언어는 우리로 하여금 많은 질문을 스스로 멈추게 한다. 무엇으로 만들어졌는지, 왜 이런 맛이 나는지, 어떤 과정이 생략되었는지에 대한 궁금증이 차단되는 것이다. 우리는 단순히 '싸고 배부른 음식'을 선택하면서 그 안에 숨겨진 구조와 의미를 충분히 살펴보지 않는다.

가성비가 중요해진 이유는 분명하다. 임금은 오랜 시간 동안 정체되어 있고, 외식 비용은 꾸준히 상승해 왔다. 한 끼에 지출할 수 있는 금액은 제한되어 있으며, 선택의 여지는 겉보기에는 넓어 보이지만 실제로는 매우 좁다. 이런 조건 속에서 식품 산업은 '가장 효율적인 방식으로 최대한의 만족을 제공하는 방법'을 끊임없이 찾아왔다. 그리고 그 결과가 바로 초가공식품이다.

가성비라는 함정

초가공식품은 단순히 '많이 가공된 음식'을 의미하지 않는다. 그것은 식재료보다 공정과 설계가 중심이 되는 음식이다. 원재료의 자연스러운 맛은 최소한으로 남기고, 인공 향미료와 첨가물로 맛의 윤곽을 만들어낸다. 단맛과 짠맛, 향, 질감 조절제가 조합된 맛은 실패할 가능성이 거의 없고, 언제나 비슷한 만족을 제공한다. 생산은 효율적이며, 비용은 비교적 예측 가능하다.

이 음식들이 가진 가장 큰 장점은 '안정성'이다. 어느 지점에서 먹어도 큰 차이가 없고, 누구에게나 무난하다. 그러나 바로 이 무난함이 문제의 출발점이 된다. 배달 음식, 편의점 도시락, 밀키트, 프랜차이즈 메뉴 등에서 우리는 비슷한 경험을 반복하며, 점점 더 표준화된 맛에 길들여진다. 가성비가 강조될수록 조리 과정은 단축되고, 재료는 표준화되며, 맛은 단순해진다. 우리는 저렴하게 먹는 대신, 자연스럽게 선택의 폭을 잃는다.

가성비의 함정은 눈에 쉽게 드러나지 않는다. 배부르고, 빠르며, 당장 불편하지 않기 때문이다. 그러나 장기적으로 보면 이 구조는 우리의 미각과 음식 경험을 서서히 바꾼다. 반복적이고 단순한 맛에 익숙해지면서, 섬세한 차이를 감지하는 능력은 점점 둔화된다. 음식은 더 이상 즐거움이 아니라 단순한 기능이 되고, 먹는 행위 자체는 유지 비용처럼 느껴지며, 배고픔을 해결하는 최소한의 소비 행위로 축소된다.

이 과정에서 '비싼 음식'은 종종 과도하게 비판된다. 가격 대비 만족이 낮다는 이유로 정당하지 못한 평가를 받는다. 그러나 문제는 가격 그 자체가 아니다. 진짜 문제는 '왜 음식은 반드시 저렴해야 하는가'라는 근본적인 질문이 사라졌다는 점에 있다. 재료의 질, 노동의 비용, 조리 과정에 들어가는 시간, 환경에 남기는 부담 등은 모두 가격표 뒤로 숨는다. 우리는 싼 가격을 얻는 대신, 그 비용이 어디로 전가되었는지, 누가 그것을 부담했는지 묻지 않는다.

사실 가성비는 원래 소비자가 가진 '합리적 선택의 기준'이었다. 제한된 자원 속에서 보다 나은 선택을 하기 위해 존재했다. 그러나 어느 순간부터 산업은 이 기준을 방패로 삼았다. "이 가격이면 어쩔 수 없다"는 말은 더 나은 대안을 요구하지 않게 만들고, 소비자는 질문하지 않는 상태로 길들여진다. 합리적인 소비자는 되었지만, 동시에 무비판적인 소비자가 되어버린 것이다.

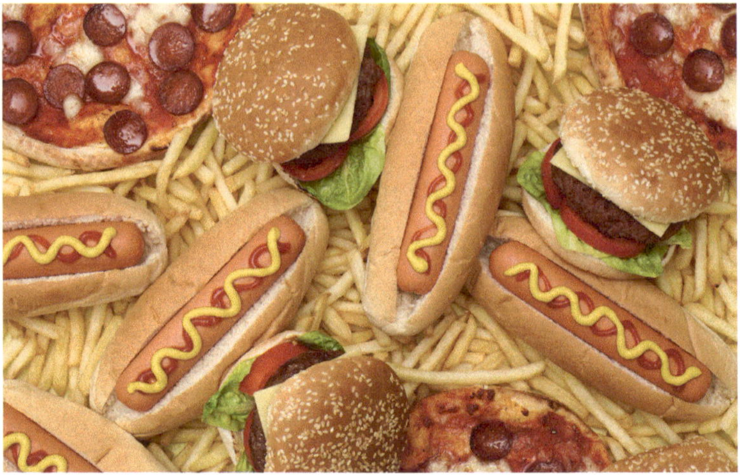

초가공식품은 우리를 속이지 않는다. 오히려 정직하다. 싸게 만들 수 있는 방식으로 만들어졌고, 그에 맞는 맛과 만족을 제공한다. 문제는 우리가 그것을 '최선의 선택'이라고 착각할 때 발생한다. 가성비는 비교의 기준이 될 수는 있지만, 유일한 기준이 될 때 우리의 식탁은 점점 빈약해진다. 우리는 편리하고 저렴한 음식을 얻는 대신, 맛과 경험, 환경과 노동에 대한 고민을 포기하게 된다.

4

혼밥,
고립된 현대인의
가장 외로운 미식

혼자 먹는다는 것은 더 이상 특별한 일이 아니다. 혼밥은 예외가 아니라 일상이 되었고, 식당의 1인석, 편의점의 1인 도시락, 배달 앱의 '혼자 먹기 좋은 메뉴'는 이제 낯설지 않은 풍경이다. 문제는 혼자 먹는 행위 자체가 아니라, 그것이 사회적으로 고착된 기본값이 되었다는 점이다.

혼밥은 종종 자유와 독립의 상징처럼 설명된다. 시간에 맞출 필요가 없고, 메뉴를 양보할 필요도 없으며, 누구의 취향도 고려하지 않아도 된다. 그러나 이 자유는 많은 경우 선택이라기보다는 조건의 결과다. 불규칙한 노동 시간, 잦은 야근, 파편화된 인간관계, 좁아진 주거 공간 등에서 혼자 먹는 식사는 가장 합리적인 해답이 된다. 편리하지만 동시에 피할 수 없는 선택이기도 하다.

외식 산업은 이러한 변화를 빠르게 흡수했다. 1인 메뉴, 1인 좌석, 1인 전용 포장. 혼밥을 배려한다는 명목 아래 모든 것이 개인 단위로 재설계된다. 이는 분명 환영할 만한 변화처럼 보인다. 그러나 이 설계는 동시에 한 가지 전제를 강화한다. 함께 먹는 경험은 예외이고, 혼자 먹는 경험이 표준이라는 전제다.

식사의 리듬과 감각의 변화

혼자 먹는 경험이 표준이 되면, 식사의 리듬 자체가 달라진다. 함께 먹을 때 자연스럽게 오가던 대화가 사라진 자리에서 음식은 더 빠르게 소비된다. 씹는 속도는 빨라지고, 삼키는 행동은 단순한 습관처럼 반복된다. 식사는 더 이상 하루 중 하나의 사건이나 경험이 아니라, 다음 일정으로 넘어가기 전 잠시 머무르는 공백처럼 느껴진다. 우리는 스마트폰 화면을 보며 먹고, 메시지를 확인하며 먹고, 업무나 학습을 정리하며 먹는다. 음식은 곁에 있지만, 온전히 마주하지는 않는다. 맛을 음미하는 순간은 줄어들고, 먹는 행위는 단순히 시간과 배를 채우는 수단으로 축소된다.

혼밥은 우리의 감각 사용 방식에도 변화를 가져온다. 함께 먹을 때 음식은 단순한 영양 섭취를 넘어, 대화와 소통의 매개가 된다. 맛에 대해 이야기하고, 음식과 관련된 기억을 공유하며, 서로의 반응을 살피고 웃음을 주고받는 과정 속에서 음식은 경험이 된다. 그러나 혼자 먹는 자리에서는 이러한 교환이 사라진다. 남는 것은 즉각적이고 강렬한 자극이다. 강한 맛, 빠른 만족, 즉각적인 반응. 단맛, 짠맛, 매운맛과 같은 강한 자극은 대화를 대신하고, 포만감은 관계와 정서적 교감을 대신한다. 반복적인 혼밥은 자연스럽게 미각과 감각을 단순화시킨다. 섬세한 맛의 차이를 탐지하고, 재료의 향과 질감을 음미할 필요가 줄어든다. 음식 경험은 점점 단기적이고 기능적인 소비로 축소된다.

문제는 이런 고립이 누적된다는 점이다. 혼밥 자체는 문제가 아니다. 누구나 혼자 먹을 수 있고, 그 자체로 충분히 완전한 경험일 수 있다. 그러나 혼자 먹는 식사가 반복되면서, 함께 먹는 경험은 점점 멀어지고, 관계 속에서 얻는 즐거움과 감각적 풍요는 점차 사라진다. 식사는 더 이상 관계를 강화하는 시간이 아니며, 대화와 감정의 매개 역할도 하지 못한다. 관계는 식사를 풍부하게 하고, 식사는 관계를 단단하게 만든다는 순환이 끊어지면, 음식은 단순히 배를 채우는 기능으로 전락한다.

게다가 반복되는 혼밥은 심리적 리듬에도 영향을 준다. 혼자 먹는 동안 우리는 종종 생각을 정리하거나 화면 속 정보를 소비하며, '식사와 자기 내면의 교감'이라는 시간을 잃는다. 씹는 속도가 빨라지고, 식사에 집중하는 시간이 짧아지면서 소화뿐 아니라 마음의 소화도 부족해진다. 장기적으로 보면, 혼밥은 몸과 마음 모두에서 '빠른 처리'에 익숙하게 만들고, 섬세한 감각과 감정적 교류의 능력을 점점 둔화시킨다. 결국 음식은 영양을 공급하는 최소한의 기능으로만 남고, 식사의 의미와 즐거움은 감소한다..

혼밥의 심리적 양가성

심리적으로 혼밥은 양가적인 경험을 준다. 혼자 먹는 식사는 일시적으로 편안함과 자유를 제공한다. 누구의 눈치도 볼 필요가 없고, 메뉴를 양보하거나 대화를 맞출 필요도 없다. 혼자만의 시간을 누리며 속도를 조절하고, 좋아하는 것을 마음껏 선택할 수 있다는 점에서 혼밥은 분명 매력적이다. 그러나 이러한 편안함은 동시에 고립감을 강화하는 양날의 검이 된다. 특히 하루를 마무리하는 저녁 식사처럼 하루의 중심이 되는 시간대에 혼자 먹는 경험이 반복되면, 식사는 위로이면서도 동시에 공백으로 느껴진다. 배는 채워지지만, 감정은 채워지지 않는다. 정서적 충만감이나 사회적 연결이 결여된 채, 우리는 단순히 배고픔만 해결하게 된다.

이때 사람들은 종종 강한 자극을 찾게 된다. 음식의 맛과 질감, 색감과 향이 즉각적이고 강렬할수록 공허감을 잠시 덮어줄 수 있기 때문이다. 더 맵고, 더 달고, 더 짠 음식이 필요하게 되고, 이

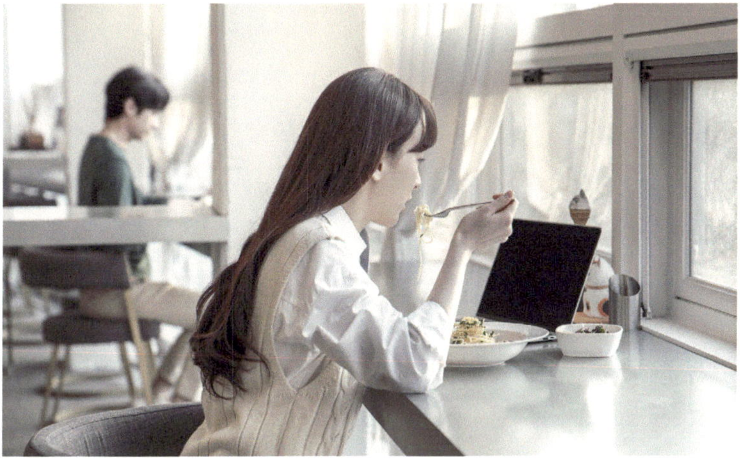

러한 강한 자극은 잠정적인 정서적 대체물로 기능한다. 그러나 이는 근본적인 해결책이 될 수 없으며, 반복될수록 우리의 미각과 감각 경험은 단순화되고, 섬세한 맛과 향을 즐기는 능력은 점점 줄어든다.

혼밥의 증가는 결코 개인의 성향이나 선택만으로 설명할 수 없다. 그것은 사회적 연결망과 생활 환경의 변화, 즉 구조적 문제에서 비롯된 결과다. 함께 먹을 시간은 줄어들고, 함께 식사할 이유는 점점 사라졌다. 바쁜 일정, 불규칙한 근무, 좁아진 주거 공간, 파편화된 인간관계 등이 겹치면서, 혼자 먹는 식사는 가장 합리적인 선택이 되었지만, 동시에 필연적 선택이 되기도 했다. 우리는 혼자 먹는 것에 익숙해졌지만, 익숙함이 반드시 건강한 것은 아니다.

고립된 식사는 효율적일 수 있지만, 풍요롭지는 않다. 음식은 단순히 생리적 필요를 충족시키는 기능으로 축소되고, 사회적·정서적 경험은 배제된다. 식사는 관계와 감각, 기억과 감정을 연결하는 중요한 통로이지만, 혼밥이 일상이 된 사회에서는 그 의미가 희석된다. 따라서 혼밥을 단순히 자유와 편리의 상징으로 보아서는 안 된다. 그것은 개인적 선택의 문제가 아니라, 사회 구조와 생활 환경이 만들어낸 결과물이다.

혼밥이 일상이 된 사회에서 우리는 음식과 관계, 감각과 경험을 다시 돌아볼 필요가 있다. 단순히 배를 채우는 것을 넘어, 함께 먹고 이야기하며 감각을 나누는 경험이 인간에게 얼마나 중요한지 인식해야 한다. 음식은 영양을 제공하는 도구이면서 동시에 관계와 기억을 연결하는 매개이자 즐거움의 원천이다. 혼밥의 일상화는 편리함과 효율성을 제공하지만, 그 이면에 놓인 사회적·심리적 공백과 감각의 빈곤을 간과해서는 안 된다. 우리는 때때로 혼자가 아닌 '함께 먹는 경험'을 의식적으로 만들어야 한다. 그 경험 속에서 음식은 단순한 기능이 아니라, 삶의 풍요와 연결, 그리고 감각과 감정의 깊이를 회복할 수 있다.우리는 매일 수많은 선택 앞에 선다. 무엇을 먹을지, 어디서 먹을지, 얼마나 먹을지. 그러나 놀랍게도, 이 선택의 상당 부분은 이미 결정되어 있다.

5

욕망의 설계, 광고와 환경이 만드는 '무의식적 식사'

우리는 매일 무엇을 먹을지, 어디서 먹을지 같은 수많은 선택을 한다. 하지만 이 선택의 많은 부분은 이미 정해져 있다. 눈에 잘 띄는 위치, 시선을 끄는 포장, 앱 알림으로 전달되는 할인 정보는 우리의 판단이 개입되기 전에 먼저 행동을 유도한다. 배달 앱의 홈 화면, 슈퍼마켓의 진열대, 카페의 창가 자리까지 모두 그렇다. 소비자는 스스로 선택하고 있다고 느끼지만, 실제로는 정교하게 설계된 환경 속에서 선택이 자연스럽게 이루어진다.

선택의 착각과 환경의 설계

광고와 환경은 단순히 정보를 제공하지 않는다. 그것은 우리의 뇌 속 보상 체계를 겨냥한 정교한 설계다. 눈에 띄는 색, 반복되는 이미지, 소리와 냄새의 자극, 이 모든 요소는 도파민 분비를 유도하며 즉각적인 만족과 연결된다. 우리는 이를 자유로운 선택이라 착각하지만, 실제로는 설계된 욕망의 흐름을 따르고 있는 것이다.

연구에 따르면, 슈퍼마켓의 진열과 포장만으로도 구매 행동이 크게 달라진다. 사람들은 시야에 가장 먼저 들어오는 제품을 무의식적으로 선택하며, 포장 디자인과 색상은 음식의 맛과 질을 평가하는 우리의 판단까지 바꾼다. 단순한 빨강과 노랑, 노출 빈도와 위치는 우리의 '지금 당장 먹고 싶은 충동'을 극대화한다.

배달 앱 역시 비슷하다. 홈 화면 상단에 노출되는 메뉴는 단순

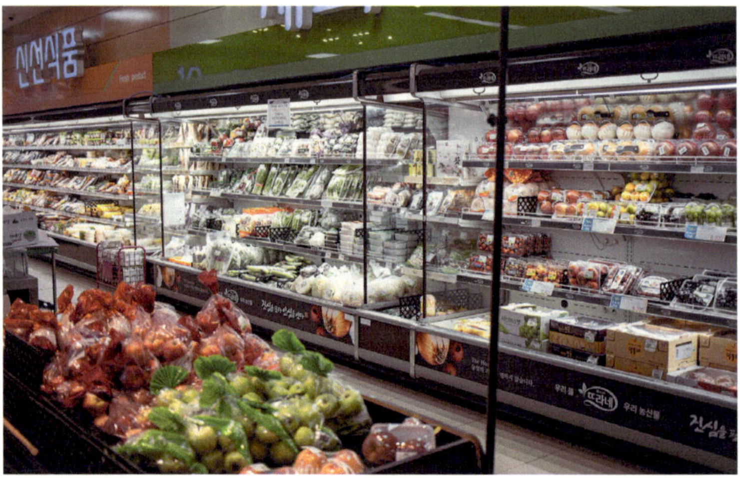

한 추천이 아니다. 과거의 주문 기록, 클릭률, 구매 전환율 등을 바탕으로 계산된 '반복 소비 가능성이 높은 선택지'이다. 우리는 스스로 선택했다고 믿지만, 이미 가장 가능성 높은 옵션으로 유도된 것이다.

즉각적 만족과 습관화

이 과정에서 음식 자체의 맛은 점점 부차적인 요소로 밀려난다. 우리는 더 이상 음식 그 자체의 풍미나 재료의 질을 먼저 판단하지 않는다. 대신 눈에 띄고, 쉽게 접근할 수 있으며, 즉각적인 만족을 줄 수 있는 요소가 우선시된다. 즉, '맛있다'라는 감각적 판단보다 '지금 당장 먹고 싶은가'라는 본능적 신호가 행동을 결정하게 된다. 패키징의 색상과 글자, 진열대에서의 위치, 앱의 알림과 추천—이 모든 요소는 우리의 즉각적 반응을 극대화하도록 치밀하게 설계되어 있다.

단짠, 매콤, 바삭함 같은 강한 자극은 단순한 취향이 아니라, 우리의 뇌에서 도파민 분비를 촉발하도록 계산된 신호다. 이러한 자극은 반복 소비를 유도하고, 점점 습관으로 굳어진다. 어느 순간 우리는 '내가 스스로 선택한 음식'이라고 믿지만, 실제로는 환경과 설계가 만든 경로를 따라 걷고 있는 셈이다. 인간의 뇌는 편리함과 즉각적 보상을 우선적으로 받아들이기 때문에, 이러한 선택 구조는 자연스럽게 반복된다.

배달과 소비의 자동화는 이러한 과정을 더욱 강화한다. 알림 한 번, 클릭 한 번으로 음식이 문 앞까지 도착하고, '오늘 무엇을 먹을까?'라는 고민의 순간은 점차 사라진다. 우리의 뇌는 이미 과거의 주문 기록과 행동 데이터를 기반으로 보상 가능성이 높은 메뉴를 예측하고, 이를 반복적으로 추천한다. 환경과 알고리즘이 손을 잡으면, 소비자는 거의 무의식적으로 같은 선택을 반복하게 된다. 편리함이라는 장점이 있지만, 그 대가로 우리는 선택의 다양성을 잃고, 새로운 경험과 발견의 기회를 제한하게 된다.

문제는 이러한 설계가 단순히 편리함에서 끝나지 않는다는 점이다. 반복적이고 즉각적인 자극은 건강에 부담을 줄 수 있다. 빠르고 자극적인 음식은 편리하지만, 영양의 균형이나 장기적 건강은 뒷전으로 밀리기 쉽다. 동시에 반복적 소비는 경제적 압박을 만들고, 지출의 구조를 통제할 수 없게 한다. 심리적 측면에서도, '반복적인 즉각적 만족'은 순간적인 쾌감을 주지만 장기적 만족이나 음식 경험의 깊이를 제공하지 않는다. 우리는 자유롭게 선택한다고 느끼지만, 실제로는 구조화된 환경 속에서 '예측 가능한 배부름'을 반복하고 있는 것이다.

더 나아가, 이러한 반복적 소비는 우리의 감각과 판단 능력에도 영향을 미친다. 강한 자극과 즉각적 만족에 익숙해지면, 섬세한 맛과 질감을 구분하고 음미하는 능력은 점차 둔화된다. 음식 경험은 점점 단기적이고 기능적인 소비로 축소된다. 결국 우리는 음식의 진정한 맛과 경험보다, '즉시 충족되는 욕구'에 더 민감하게 반응하게 되는 것이다.

잠시 멈추고 생각하는 힘

우리는 얼마나 우리의 욕망이 설계되었는지를 스스로 자각하고 있는가. 우리는 매일 수많은 선택 앞에 서 있지만, 그 선택의 상당 부분은 이미 환경과 설계에 의해 유도된다. 눈에 띄는 포장, 반복되는 광고, 앱 알림, 배치와 진열– 이 모든 것이 우리의 판단보다 먼저 행동을 끌어낸다. 우리는 스스로 선택한다고 느끼지만, 실제로는 무의식적인 반응과 설계된 경로를 따라 움직이고 있는 경우가 많다.

그렇다면 이러한 자각을 바탕으로, 단순히 편리함이나 즉각적 만족만을 좇는 대신, 스스로 의미 있는 선택을 만들어낼 수 있을까? 단순히 '배를 채우는 것' 이상의 경험을 의도적으로 선택할 수 있을까? 그것은 단순한 의지의 문제가 아니라, 잠시 멈추고 환경을 관찰하며 자신의 선택을 성찰하는 능력과 관련된다. 광고와 환경이 설계한 길을 무비판적으로 따라가는 것이 아니라, 그 흐름을 인식하고 잠시라도 생각할 수 있는 공간이 필요하다.

'욕망의 설계'는 단순히 외부의 압력만이 아니다. 우리의 뇌와 환경, 습관과 반복 행동이 맞물려 만들어낸 복합적 현상이다. 인간의 뇌는 보상을 극대화하도록 진화했기 때문에, 즉각적인 만족과 반복적 자극에 쉽게 반응한다. 환경과 경험이 이를 강화하면, 우리는 스스로 선택한다고 믿지만 사실은 설계된 길을 따라가는 것이다. 이를 이해하고 자각할 때, 우리는 반복적이고 무의식적인 식사의 굴레에서 벗어나, 사유적이고 의미 있는 먹기의 가능성을 발견할 수 있다. 무심코 지나가는 선택조차, 잠깐의 인식과 의식적 판단이 개입하면 전혀 다른 경험으로 바뀌는 것이다. 예를 들어, 같은 편의점 도시락이라도, '왜 이 도시락을 고르게 되었는가'라는 질문을 던지고, 조금 느리게, 음미하며 먹는 경험은 단순한 배 채우기를 넘어, 생각과 감각을 깨우는 의식적 식사로 변모한다.

미래의 외식 환경은 점점 더 정교해질 것이다. 광고, 앱, 진열, 알림은 우리의 선택을 더욱 예측 가능하게 만들고, 반복적 소비를 강화할 것이다. 우리는 점점 더 자동화되고 구조화된 선택 속으로 끌려 들어가게 된다. 그러나 그 속에서도 잠시 멈춰 스스로 질문할 수 있다. 이 한 끼는 단순히 배를 채우기 위한 것인가, 아니면 경험과 관계, 의미를 담는 식탁의 일부인가? 내가 지금 선택한 음식은 내 감각과 기억, 사회적 연결을 풍부하게 만들어 주는가? 이러한 작은 질문을 반복하며 의식적인 선택을 지속하면, 우리는 점차 무의식적 소비에서 벗어나 자신만의 식사 경험을 구축할 수 있다.

결국, 작은 자각과 질문이 모여 단순한 소비를 넘어 의미 있는 선택을 만드는 힘이 된다. 우리가 먹는 한 입 한 입이 단순히 배를 채우는 행위가 아니라, 생각과 감각, 관계를 풍부하게 만드는 경험이 될 수 있다. 무의식적 식사를 의식적 경험으로 바꾸는 힘은 바로 '생각하는 한 입'에서 시작된다. 그리고 그 한 입이 쌓이고 반복될 때, 우리는 단순히 배를 채우는 존재가 아니라, 선택과 경험 속에서 스스로 삶의 의미를 만들어 가는 존재로 거듭날 수 있다.

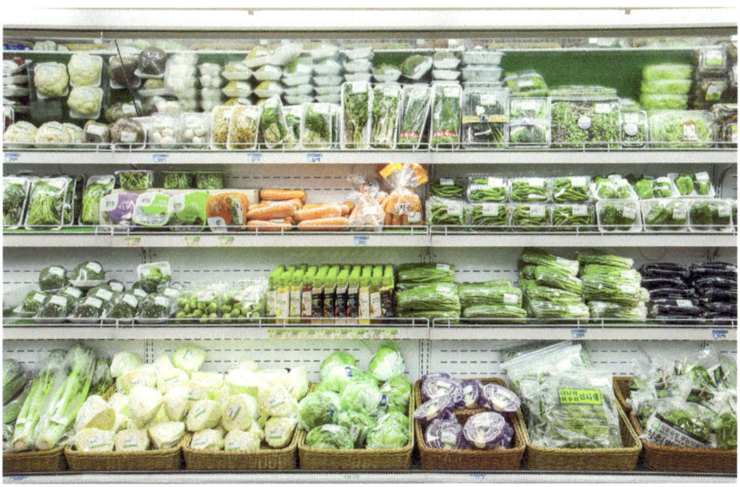

3

외식 산업의
거대한 전환

1

서비스 노동의 종말과 푸드테크의 진화

처음에는 신기함이었다. 로봇이 면을 뽑고, 국밥을 말아주고, 햄버거를 굽는 모습은 마치 SF 영화 속 한 장면 같았다. 사람의 손이 닿지 않은 음식, 자동화된 주방, 기계가 반복적으로 움직이는 풍경은 미래 기술의 도입을 직관적으로 보여주었다. 효율적이고, 위생적이며, 감정 노동이 필요 없다는 점은 소비자와 업주 모두에게 매력적으로 다가왔다. 주방에서는 기계가 반복적 업무를 처리하고, 인간은 감독과 유지 관리에만 집중하면 된다. 초기의 신기함은 곧 '이제 외식 산업도 진짜로 바뀌겠구나'라는 기대감으로 이어졌다.

푸드테크는 외식 산업의 오랜 문제를 해결해줄 구원처럼 등장했다. 외식 산업은 역사적으로 노동 집약적인 영역이었다. 낮은 임금, 긴 근무 시간, 잦은 이직, 그리고 과중한 노동 환경은 오랫동안 문제로 지적되어 왔다. 특히 서비스 노동은 단순히 육체적 노동만을 요구하지 않았다. 감정 노동이 필수적이었기 때문에, 직원들은 고객을 웃게 만들고, 불만을 참으며, 항상 속도를 맞추어 대응해야 했다. 이러한 구조는 오랫동안 개선되기 어려운 문제였고, 누구나 인지하고 있었지만 쉽게 해결되지 않았다. 푸드테크는 이러한 구조적 문제를 '효율'과 '기계화'라는 솔루션으로 바꾸겠다고 약속하며 등장했다.

하지만 조금 더 오래 바라보면, 질문은 달라진다. 우리는 무엇을 얻었고, 무엇을 잃었는가. 단순히 효율과 속도만을 얻은 것이 전부일까, 아니면 산업과 음식, 그리고 인간적 경험의 일부를 포기한 것은 아닐까. 기술이 제공하는 안정성과 반복 가능성은 매력적이지만, 그 이면에는 고려하지 않은 손실이 존재한다.

안정과 효율의 이면

로봇이 주방 업무를 처리하는 순간, 우리는 확실히 안정과 효율을 얻는다. 맛과 품질은 일정하게 유지되고, 관리 비용은 예측 가능해진다. 숙련 노동자에 대한 의존도는 줄어들고, 주방 운영은 더 통제 가능해진다. 산업적 관점에서 보면, 이는 푸드테크가 가진 가장 큰 장점이다. 불확실성을 줄이고, 인간의 실수와 감정적 변동을 최소화하며, 규모의 경제를 구현할 수 있다는 점에서 기술은 매우 매력적인 도구가 된다.

그러나 기술은 본질적으로 중립적이지 않다. 기술이 어디에, 어떻게 적용되느냐에 따라 결과는 완전히 달라진다. 자동화가 모든 문제를 해결해주는 만능키는 아니다. 로봇이 투입되는 영역은 대체로 표준화가 가능한 업무다. 볶기, 튀기기, 계량하기, 조립하기 같은 과정은 효율적으로 기계화될 수 있다. 하지만 이러한 표준화가 가능하다는 이유만으로, 기술은 인간의 세밀한 손끝과 경험이 만들어내는 차이를 완전히 대체할 수는 없다.

예를 들어 국밥을 생각해보자. 국밥은 단순히 재료를 조합해 만든 음식이 아니다. 불의 세기, 끓이는 시간, 국물의 농도, 재료의 신선도, 심지어 날씨와 손님의 취향까지 고려해야 한다. 이런 미세한 차이가 매번 조금씩 다른 맛을 만들고, 음식에 '기억'과 '이야기'를 더한다. 어떤 날의 국밥이 특별히 좋았던 이유는, 바로 설명되지 않는 작은 어긋남과 우연 덕분이다. 반대로 로봇이 말아주는 국밥은 언제나 동일하다. 실패하지 않지만, 놀라움도 없다. 우리는 안정적인 맛을 얻는 대신, 음식이 가진 우연의 매력과 인간적 서사, 관계의 가능성을 잃는다.

푸드테크가 제공하는 효율은 비용 절감과도 직결된다. 인건비

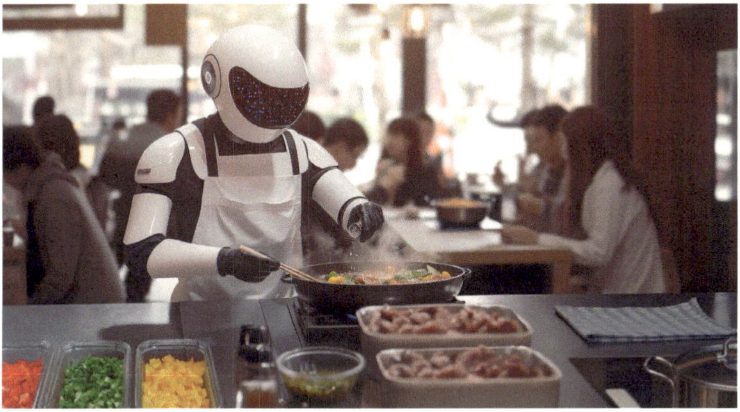

는 줄어들고, 매장 회전율은 높아지며, 주문 처리 속도는 빨라진다. 그러나 이러한 절감이 소비자에게 곧바로 혜택으로 돌아가는 경우는 드물다. 가격이 크게 낮아지지 않는 대신, 매장은 확장되고 브랜드는 성장한다. 효율은 만들어지지만, 그 효율이 누구에게 돌아가는지는 자동으로 정의되지 않는다.

기술과 노동의 재편

노동의 관점에서도 변화는 복잡하다. 단순 반복 노동은 줄지만, 노동 자체가 사라지는 것은 아니다. 관리, 유지, 청소, 장비 점검과 같은 업무가 남는다. 문제는 이러한 노동이 더 눈에 띄지 않게 되고, 보호받기 어려워진다는 점이다. 주방 뒤로 밀려난 노동은 소비자 눈에 보이지 않으며, 노동자의 권리와 안전 문제도 덜 주목받게 된다. 숙련된 기술의 가치는 낮아지고, 시스템과 장비에 대한 의존도는 높아진다. 장인의 경험과 시간은 짧아지고, 기술 업데이트 속도는 빨라진다.

동시에 소비자 입장에서 푸드테크는 분명 편리하다. 기다림이 거의 없고, 주문 과정이 단순하며, 음식 품질이 일정하다. 혼밥 증가와도 잘 맞는다. 사람과 마주치지 않아도 되고, 메뉴 설명을 듣지 않아도 된다. 그러나 이 편리함은 외식의 한 중요한 경험을 지운다. 사람이 만든 음식을 먹고 있다는 감각, 그 음식에서 느껴지는 인간적 연결, 장인의 손끝과 기억이 담긴 작은 감정적 경험은 사라진다.

외식은 원래 단순한 식량 공급이 아니었다. 누군가를 만나고, 누군가의 손을 거친 음식을 먹는 경험이었다. 푸드테크는 이러한 경험을 효율이라는 이름으로 재설계한다. 결과적으로 우리는 더 빠르게 먹지만, 인간적 연결은 줄어든다. 기술의 진화 자체는 피할 수 없는 흐름이지만, 문제는 그 기술이 어디에, 어떻게 사용되는가이다.

효율만을 목표로 한 기술은 외식을 공장화하지만, 기술이 사람의 노동을 보호하고 반복 노동을 줄이며, 인간의 감각과 창의력이 중요한 영역에 집중할 수 있게 설계된다면, 전혀 다른 결과를 만들 수 있다. 그러나 그 선택은 자동으로 이루어지지 않는다. 로봇이 말아주는 국밥이 미래의 풍경이 될 수 있지만, 그 국밥이 어떤 의미를 갖게 될지는 기술이 아니라 우리가 결정해야 한다.

기술과 인간 경험의 균형은 단순히 산업적 효율과 비용 문제를 넘어선다. 음식의 맛, 기억, 관계, 그리고 식사를 둘러싼 사회적·정서적 경험까지 포함한다. 푸드테크는 선택의 문제를 인간에게 다시 묻는다. 우리는 편리함과 속도를 선택할 것인가, 아니면 사람과 경험을 중시하는 방향으로 기술을 활용할 것인가. 로봇이 만드는 국밥은 미래의 필연적 풍경일 수 있지만, 그 의미는 우리 손에 달려 있다.

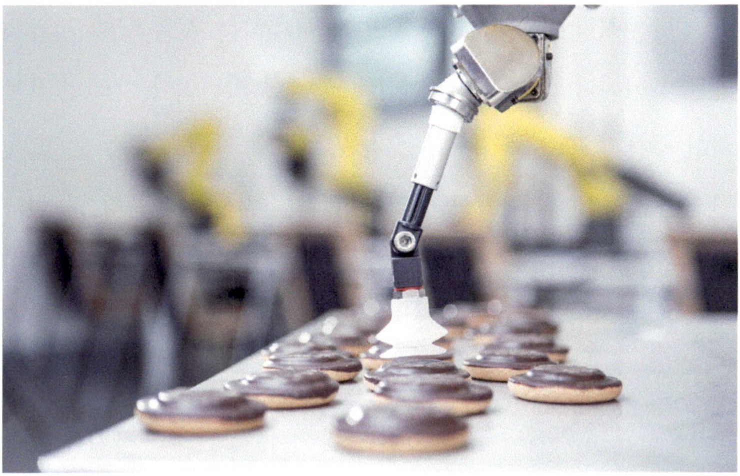

2

키오스크 앞에서 소외되는 사람들과 효율성

식당 입구에서 가장 먼저 마주하는 것은 이제 사람의 얼굴이 아니다. 메뉴판도, 계산대도 아닌 화면이다. 키오스크는 외식 공간의 표준 장치가 되었다. 메뉴를 보여주고, 주문을 받고, 결제를 완료한다. 빠르고 정확하며, 인건비를 줄여준다. 무인화는 늘 효율의 언어로 설명된다. 그러나 이 효율의 언어가 늘 회피하는 질문이 있다.

그 효율은 누구의 것인가.

키오스크는 외식의 진입 조건을 바꾼다. 이전에는 자리에 앉아 메뉴를 물어보고, 추천을 듣고, 고민할 시간을 가질 수 있었다. 지금은 화면 앞에서 스스로 결정을 내려야 한다. 추천은 있지만 질문은 없다. 이해하지 못하면 스스로 찾아야 하고, 망설임은 뒤에 선 사람들의 압박으로 이어진다. 이 구조에서 외식은 환대의 경험이 아니라 자기 처리(Self-service)의 과정이 된다.

공간의 첫 인상부터 달라진다. 과거 식당 입구가 "어서 오세요"라는 인사로 열렸다면, 오늘날 입구는 "주문하세요"라는 명령으로 시작된다. 환영은 사라지고, 절차만 남는다. 외식은 맞이하는 행위에서, 통과해야 할 과정으로 변했다.

무인 점포 시대의 편리함과 장벽

2030 세대에게 키오스크는 이제 거의 자연스러운 외식 경험의 일부가 되었다. 화면을 터치하며 메뉴를 천천히 비교할 수 있고, 주문 실수를 줄일 수 있으며, 불필요한 대화를 거치지 않고도 원하는 음식을 정확히 선택할 수 있다. 많은 이들에게 키오스크는 효율과 편리함의 상징이며, 외식 경험을 단축하고 스트레스를 줄이는 도구처럼 느껴진다. 특히 혼밥을 선호하거나, 바쁜 점심 시간을 효율적으로 보내야 하는 직장인에게 키오스크는 거의 필수적인 존재가 되었다.

그러나 이 편리함은 모든 이용자를 위한 것이 아니다. 노인, 장애인, 시력이 약한 사람, 외국인 방문객, 그리고 터치스크린이나 디지털 환경에 익숙하지 않은 사람에게 키오스크는 단순한 기계

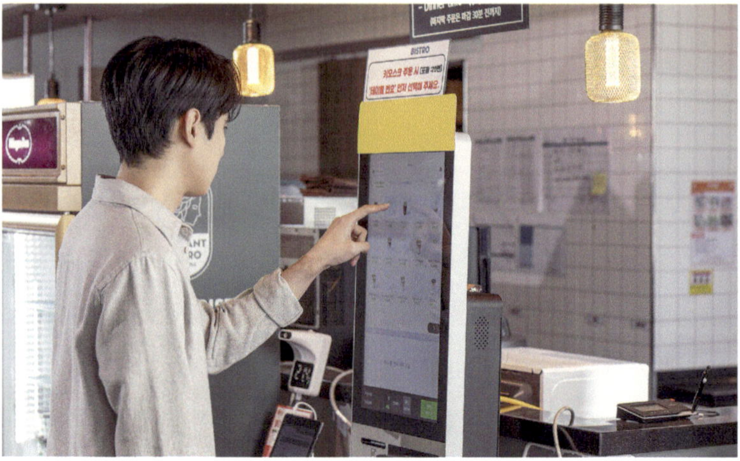

가 아니라 실질적인 접근 장벽이 된다. 화면을 읽고, 메뉴를 해석하고, 결제까지 완료할 수 있는 능력이 곧 외식 공간에 들어가기 위한 암묵적인 입장권이 된다. 기술은 중립적인 도구처럼 보이지만, 실제로는 사용자를 선별하는 역할을 수행한다. 즉, 편리함이 모든 사람에게 공평하게 제공되는 것이 아니라, 특정 세대와 환경에 최적화된 선택적 편리함으로 나타난다.

무인 점포는 비용 절감의 상징처럼 여겨진다. 인건비를 줄이고, 운영은 단순해지며, 회전율은 높아진다. 그러나 이러한 절감이 완전한 무인화를 의미하는 것은 아니다. 사실상 외식업에 존재하던 노동은 완전히 사라지지 않고, 노동의 형태와 위치가 이동했을 뿐이다. 주문을 받던 직원이 사라졌다면, 그 노동은 이제 고객에게 이전된다. 메뉴를 선택하고, 옵션을 결정하고, 결제를 진행하며, 혹시 오류가 발생하면 다시 처음부터 처리하는 일련의 과정은 소비자의 몫이 된다. 쉽게 말해, 노동이 사라진 것이 아니라, 눈에 보이지 않게 이동하고 재분배된 것이다.

뿐만 아니라, 기계를 관리하고 오류를 해결하며 매장을 정리하는 남아 있는 노동도 여전히 존재한다. 다만 이 노동은 고객의 시야에서 사라지고, 그로 인해 과소평가되기 쉽다. 무인화된 공간에서의 노동은 보이지 않게 되고, 보호받지 못하며, 존재감이 희미해진다. 노동은 없어진 것이 아니라, 더 조용하고 덜 가시적인 형태로 재편된다. 기술은 효율을 가져오지만, 그로 인해 노동과 책임의 분배는 더 불균형해진다.

공간의 설계 또한 달라졌다. 무인 점포는 빠른 회전을 전제로 설계된다. 고객이 오래 머물 필요가 없고, 머무르도록 유도하지도 않는다. 의자는 불편하고, 테이블은 작으며, 동선은 직선화되어 이동 속도가 최우선으로 고려된다. 식사는 머무는 시간이 아니라 처리 속도로 평가된다. 이런 설계는 외식이 가지던 사회적 기능—잠시 쉬고, 사람을 만나고, 도시의 리듬에서 숨을 고르는 경험—을 약화시킨다.

과거 식당은 단순히 음식을 먹는 장소가 아니었다. 잠시 앉아 휴식을 취하고, 친구나 동료를 만나 이야기를 나누며, 음식과 함께 공간의 분위기를 느끼는 경험이 중요했다. 그러나 무인화된 공간에서는 이러한 경험은 부차적이며, 식사는 단순한 소비 행위로 축소된다. 음식은 더 이상 사람과의 교류와 감각적 경험을 매개하지 않고, 일정 사이의 공백, 빠르게 처리해야 하는 과정으로 전락한다.

이러한 변화는 외식 경험을 구조적으로 재편한다. 우리는 더 이상 음식과 사람이 만드는 사적인 경험과 사회적 맥락 속에서 식사하지 않는다. 대신, 기술과 공간 설계가 제공하는 효율과 속도에 따라 식사가 이루어진다. 무인 점포는 편리함을 주지만, 동시에 인간적 교류, 관계 형성, 그리고 음식을 통한 감각적 경험을 줄인다. 그 결과 외식은 기술적 프로세스로 변형되고, 식사는 단순히 배를 채우는 기능적 행위로 축소된다.

선택의 함정과 기술의 권력

무인화는 종종 선택의 문제로 설명된다. "원하면 직원에게 주문하면 된다"라는 식이다. 하지만 실제 외식 공간에서의 선택지는 점점 줄어들고 있다. 키오스크만으로 운영되는 매장이 늘어나면서, 사람을 불러 주문하는 행위는 점점 예외적인 상황이 된다. 기술은 처음에는 하나의 옵션처럼 등장하지만, 곧 기본값이 되고, 이 기본값은 언제나 가장 많은 사람에게 편리하도록 설계된다. 즉, 기술 자체보다 중요한 질문은 기술이 외식에서 환대와 경험의 개념을 어떻게 바꾸는가이다.

키오스크는 직원의 시간을 줄이는 대신, 고객에게 더 많은 인지적 노동을 요구한다. 선택할 수 있는 메뉴가 화면에 나열되어 있지만, 그 안에서 옵션을 이해하고 결정을 내리는 책임은 온전히 고객에게 있다. 고객은 메뉴를 읽고, 재료와 옵션을 고려하고, 결제 방식까지 스스로 처리해야 한다. 그 과정에서 직원의 감정 노동은 사라지지만, 고객의 정신적 노동은 늘어난다. 효율이라는 장점은 분명 존재하지만, 그 효율이 발생하는 비용은 고르게 분배되지 않는다. 우리는 더 빠르게 주문하고, 대기 시간을 줄이지만, 그 대가로 인간적 상호작용과 환대를 잃는다.

무인 점포 시대의 외식은 편리하지만, 동시에 차갑고 기계적이다. 주문 과정은 정확하지만, 얼굴 없는 화면과 반복되는 터치 패널이 그 자리를 대신한다. 우리는 스스로 편리함을 누리지만, 외식에서 느껴지는 인간적 접촉, 따뜻함, 작은 배려는 점점 사라진다. 문제는 우리가 이러한 차가움을 진보와 효율의 상징으로 받아들이기 시작했다는 것이다. 외식에서 불편이 줄어드는 것과 동시에, 사람과 사람 사이의 경험, 음식과 감각의 교류, 공간에서의 휴식과 관찰 같은 인간적 요소도 함께 줄어든다.

효율은 외식에서 중요한 요소이지만, 효율만으로 외식의 가치를 설명할 수는 없다. 음식은 여전히 사람을 위한 것이고, 식사는 여전히 사회적 행위다. 우리는 음식을 통해 관계를 형성하고, 감각을 공유하며, 시간을 경험하고, 공간을 살아가는 법을 배운다. 기술은 이 과정을 돕는 도구일 수 있지만, 외식의 목적 자체가 되어서는 안 된다. 키오스크가 중심이 되는 외식 경험은, 편리하지만 단절된 경험으로 축소된다. 음식과 고객, 사람과 사람, 감각과 기억이 만들어내던 교환과 환대의 장은 점점 사라지고, 단순히 빠르고 정확하게 배를 채우는 기계적 소비로 변한다.

우리는 편리함에 점점 익숙해지면서, 외식이 가진 본래 의미를 놓치고 있다. 외식은 단순한 배부름을 넘어, 사람과 사람, 음식과 감각, 시간과 경험을 연결하는 사회적·문화적 활동이었다. 그러나 무인화와 기술 중심의 설계는 이러한 요소들을 배제한 채, 효율과 속도만을 강조한다. 결과적으로 외식 경험은 점점 단순한 소비 행위로 축소되고, 음식은 맛과 영양뿐 아니라 경험과 감정, 사회적 연결까지 포함하는 복합적 가치가 사라진다.

이러한 변화는 단순히 기술의 문제를 넘어, 사회적·문화적 함의를 갖는다. 편리함과 속도는 분명 장점이지만, 외식에서 인간적 관계와 경험의 가치는 눈에 보이지 않게 줄어든다. 우리가 스스로 '빠르고 효율적인 선택'을 했다고 생각할 때, 사실은 기술과

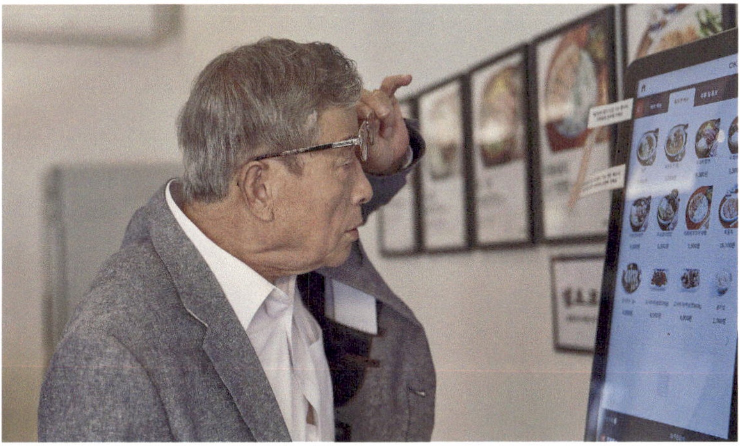

공간 설계가 만들어낸 기본값과 규범 속에서 행동하고 있는 것이다. 외식에서 중요한 질문은 더 이상 "얼마나 빨리 주문할 수 있는가"가 아니라, "이 식사 경험 속에서 우리는 무엇을 얻고, 무엇을 잃고 있는가"이다.

결국 무인화된 외식 공간은 편리하지만, 차갑고 효율적이며, 경험을 단순화시키는 방향으로 나아가고 있다. 그러나 기술이 인간적 경험을 완전히 대체할 수는 없다. 음식과 외식은 여전히 사람과 사람, 감각과 경험, 시간과 공간을 연결하는 사회적 행위로서 존재한다. 효율을 넘어, 인간적 경험과 환대, 그리고 관계를 담을 수 있는 외식 설계와 기술 활용이 필요한 이유가 바로 여기에 있다.

3

맛집의 줄 서기가 밀키트로 들어오다

줄을 서지 않아도 되는 맛집, 집에서 완성하는 유명 셰프의 요리. RMR(Restaurant Meal Replacement), 즉 레스토랑 간편식은 외식 산업의 또 다른 전환점을 의미한다. 단순한 배달 서비스와는 다르다. RMR은 외식 경험을 운반하는 것이 아니라, 분해하고 재조립하는 방식으로 접근한다.

과거의 외식은 하나의 덩어리였다. 음식, 공간, 시간, 서비스, 기다림, 심지어 주변 사람들의 존재까지 모두 포함된 총체적 경험이었다. 그러나 RMR은 이 덩어리를 해체한다. 그중에서도 가장 잘 팔릴 수 있는 요소만 남기고, 나머지는 제거한다. 메뉴와 브랜드는 유지되지만, 공간은 빠지고 서비스는 축소된다. 소비자는 집에서 먹지만, '밖에서 먹는 것 같은 감각'을 구매한다. 외식은 더 이상 장소에서 경험하는 사건이 아니라, 상품 패키지로 환원된다.

이 구조는 매우 효율적이다. 레스토랑은 한정된 좌석과 회전율에서 벗어나 훨씬 넓은 시장으로 확장할 수 있다. 주방은 매장을 넘어 공장과 연결되고, 맛은 물류를 타고 이동한다. 소비자는 시간을 절약한다. 줄을 설 필요도 없고, 예약 실패의 스트레스도 없다. 냉장고를 열면, 이미 유명 맛집이 기다리고 있다.

하지만 이 효율성은 외식의 사회적·심리적 의미를 조용히 바꾼다. 줄을 서는 경험, 그 줄에서 생기는 기대와 피로, 드디어 자리에 앉았을 때의 긴장감. 공간의 소음과 냄새, 테이블 간 거리, 직원의 말투와 동작. 모든 것이 음식 경험의 일부였다. RMR은 이를 '불필요한 요소'로 분류한다. 핵심만 남기겠다는 판단은, 동시에 무엇이 핵심인가를 다시 정의하는 행위이기도 하다.

RMR이 정의한 외식의 핵심은 명확하다. 맛과 브랜드. 하지만 이 단순한 정의 뒤에는 깊은 변화가 숨겨져 있다. 과거의 외식에서 맛과 브랜드는 결코 분리될 수 없었다. 맛은 단순히 음식 자체의 질을 뜻하지 않았다. 음식이 놓인 공간, 주변 사람들의 존재, 소리와 냄새, 조리 과정에서 발생하는 작은 우연과 섬세한 손길까지 모두 맛의 일부였다. 국물이 끓어오르는 소리, 빵이 갓 구워져 나오는 향, 셰프의 손놀림과 직원의 친절한 안내—이 모든 맥락이 모여 특정 음식이 '맛있다'고 느껴지게 만든다. 브랜드는 이 경험 전체를 아우르는 총체적 기억이었다. 단순한 로고나 이름이 아니라, 경험을 통해 형성된 신뢰와 기대, 그리고 반복되는 경험 속에서 쌓인 의미였다.

RMR, 외식을 분해하다

RMR은 이런 경험을 의도적으로 분해하고 재구성한다. 맛은 이동 가능한 형태로, 즉 집에서도 조리할 수 있는 밀키트나 포장식으로 바뀐다. 공간은 사라지고, 서비스는 최소화된다. 우리는 이제 레스토랑의 분위기나 종업원의 친절함을 경험하지 않고, 단지 '음식'을 받는다. 브랜드는 로고와 포장, 마케팅 메시지로 축소된다. 예를 들어, 한 유명 셰프의 레스토랑에서 판매되는 RMR 메뉴를 생각해보자. 집에서 조리하며 셰프의 손길을 직접 느낄 수는 없지만, 포장과 이름은 여전히 '브랜드 경험'을 전달한다. 그러나 그 경험은 기계적, 단편적이다. 브랜드의 감각적 풍부함, 공간과 시간 속에서 형성된 기억과 감정은 대부분 제거된다.

이 변화가 중요한 이유는 단순히 편리함의 문제가 아니기 때문이다. RMR은 외식을 소비 가능한 상품으로 환원하면서, 동시에 그 상품이 가지는 사회적·심리적 의미까지 재정의한다. 우리

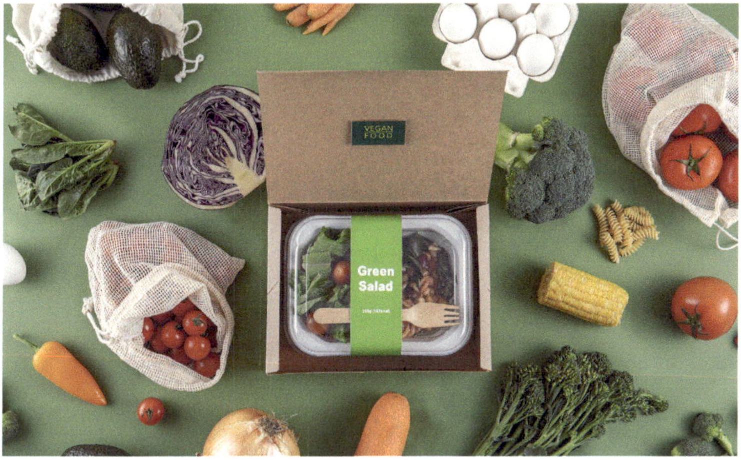

는 이제 음식의 맛을 소비하지만, 그것이 만들어낸 경험의 풍부함, 관계, 기억은 함께 소비하지 못한다. 소비자는 '밖에서 먹는 것 같은 감각'을 원하지만, 그 감각은 기술적으로 구현된 시뮬레이션일 뿐, 과거처럼 장소와 맥락 속에서 자연스럽게 생성된 경험이 아니다.

결국 RMR은 맛을 이동 가능하게 하고 브랜드를 눈에 띄게 만들지만, 외식 경험의 총체적 의미는 줄어든다. 우리는 음식을 통해 얻었던 감각적, 사회적, 문화적 경험의 일부를 잃고, 대신 언제 어디서나 동일하게 소비할 수 있는 안정적이고 예측 가능한 외식만을 얻는다. 이는 편리함이라는 장점 뒤에 숨겨진 중요한 변화이며, 우리가 외식의 의미를 어떻게 재정의할 것인지에 대한 질문을 던진다.

안정적 맛과 사라진 경험

RMR에서 맛은 '재현 가능성'을 최우선으로 설계된다. 조리 과정은 단순화되고, 실패 확률은 최소화된다. 현장에서의 미세한 조정, 날씨나 재료 상태에 따른 변주는 제거된다. 맛은 사람의 손을 떠나, 시스템의 결과가 된다. 안정적이지만 예측 가능하다. 맛있지만, 놀라움은 줄어든다.

레스토랑은 점점 제조업에 가까워진다. 중앙에서 레시피가 설계되고, 현장이나 가정에서는 조립이 이루어진다. 요리는 창작이 아니라 생산 공정이 되고, 숙련은 경험이 아니라 매뉴얼로 관리된다. 이 변화는 효율을 높이지만, 동시에 요리의 시간성과 우연성을 지운다. 지금 이 순간의 음식이 아니라, 언제나 같은 음식이 제공된다.

외식업 종사자에게 RMR은 양날의 검이다. 브랜드는 확장되고, 매출 구조는 안정된다. 그러나 현장은 축소된다. 홀은 사라지고, 접객의 역할은 줄어든다. 요리사는 손님과 직접 만날 기회를 잃고, 음식은 즉각적인 피드백을 얻지 못한다. 맛은 판매되지만, 관계는 축적되지 않는다.

소비자의 입장에서도 얻는 것과 잃는 것은 명확하다. 집에서 편하게 먹을 수 있고, 실패 확률은 낮다. 그러나 이 음식은 더 이상 "밖에서 먹은 경험"이 아니다. 장소와 시간, 그날의 분위기, 누구와 먹었는지까지 연결된 기억은 희미해지고, 이름과 포장만 또렷하게 남는다.

RMR은 외식의 기억 방식을 바꾼다. 우리는 이제 장소를 기억하지 않고, 제품을 기억한다. 식당에 갔던 날이 아니라, 밀키트를 처음 먹었던 날이 기록된다. 외식은 사건이 아니라 재고가 되고, 경험은 반복 가능한 소비로 환원된다.

이 변화는 질문을 요구한다. 외식은 어디까지 분해될 수 있는가? 맛만 남은 외식은 여전히 외식인가? RMR은 시대적 요구에 대한 답이다. 바쁜 일상, 불안정한 노동, 줄 서기 어려운 삶. 그러

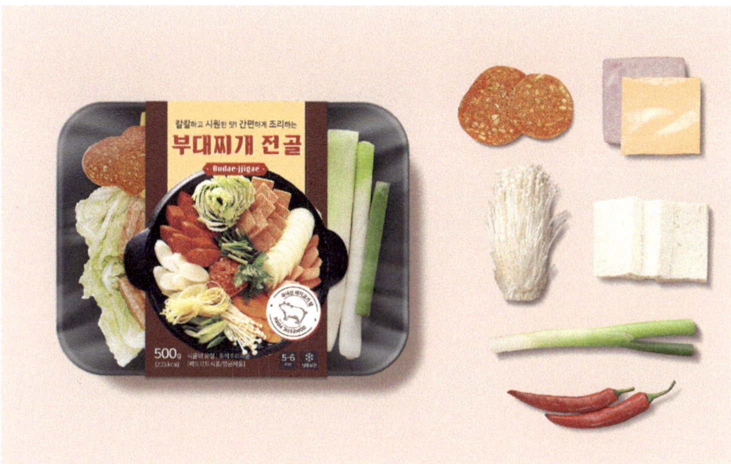

나 동시에 외식이 감당해왔던 사회적 역할과 의례를 내려놓는 방식이기도 하다. 함께 나가서 기다리고, 시간을 들여 경험하고, 낯선 공간에 몸을 맡기던 순간들. 모든 것은 비효율적이지만, 그 비효율 속에서 외식은 의미를 얻었다.

맛집의 줄 서기는 이제 냉장고로 들어왔다. 우리는 더 쉽게 먹지만, 덜 기억하고, 더 자주 먹지만 덜 이야기한다. 음식은 남아 있지만, 장소는 사라지고, 경험은 상품으로 변한다. 외식의 풍경이 변화하는 속에서, 우리는 편리함과 효율 사이에서 외식의 본질적 의미를 다시 질문해야 한다.

4

AI는 어떻게
당신의 취향을 예측하는가

당신의 취향은 더 이상 단순히 당신만의 것이 아니다. 주문 기록, 리뷰, 별점, 결제 시간, 머무른 화면의 길이까지—외식의 모든 순간이 데이터로 저장된다. 이 데이터는 분류되고, 분석되며, 다음 선택을 위해 호출된다. 식사는 끝나지만, 데이터는 남는다. 그리고 그 데이터는 묻지 않는다. 단지 예측할 뿐이다.

AI 추천 시스템은 언제나 친절한 얼굴을 하고 있다. "당신이 좋아할 만한 메뉴", "비슷한 사람들이 선택한 음식"이라는 문장들은 배려처럼 들리지만, 동시에 선언이다. 당신의 취향은 이미 계산되었고, 그 계산된 틀 안에서 선택하라는 선언이기도 하다. 우리는 자유가 남아 있다고 느끼지만, 그 자유는 미리 그려진 지도 위에서만 허용되는 자유다.

외식 산업에서 데이터는 단순한 기록이 아니라, 가장 강력한 설계 도구가 되었다. 어떤 맛이 팔리는지, 어느 가격대에서 주문이 멈추는지, 어떤 사진이 클릭을 유도하는지—all of it. 메뉴는 더 이상 셰프의 직관이나 지역의 기억에서 나오지 않는다. 그것은 통계로 조합되고, 그래프로 검증되며, 실패 확률을 줄이는 방향으로 설계된다. 성공의 정의는 점점 좁아지고, 다양성과 실험은 줄어든다.

데이터가 굽는 스테이크

데이터 기반 메뉴가 지향하는 것은 평균이다. 튀지 않고, 거슬리지 않으며, 누구에게나 무난한 맛. 이 음식은 언제나 일정한 만족을 제공하지만, 강렬한 기억을 남기지는 않는다. 놀라움은 위험 요소이기 때문이다. 데이터는 위험을 싫어하고, 산업은 실패를 감당하지 않으려 한다.

문제는 여기서 한 걸음 더 나아간다. AI는 단순히 취향을 읽는 데 그치지 않고, 취향을 형성한다. 추천된 메뉴를 반복해서 선택할수록, 알고리즘은 더 확신을 갖는다. "당신은 이런 사람이다." 이 확신은 다음 추천을 더 좁게 만들고, 다른 가능성은 실험되지 않은 채 화면 밖으로 밀려난다.

이 과정은 매우 부드럽게 진행된다. 사용자는 불편함을 느끼지 않는다. 오히려 편하다. 실패할 확률이 낮고, 후회도 적다. 그러나 이 편리함 속에서 취향은 점점 더 예측 가능한 형태로 굳어진다. 우리는 새로운 것을 선택하기보다, 검증된 자신을 반복 소비하게 된다. 소비자는 능동적인 선택자처럼 보이지만, 실제로는 관리되는 취향의 사용자다. 스스로 고른다고 느끼지만, 그 선택지는 이미 정제되어 있다. 자유는 있지만, 방향은 설정되어 있다.

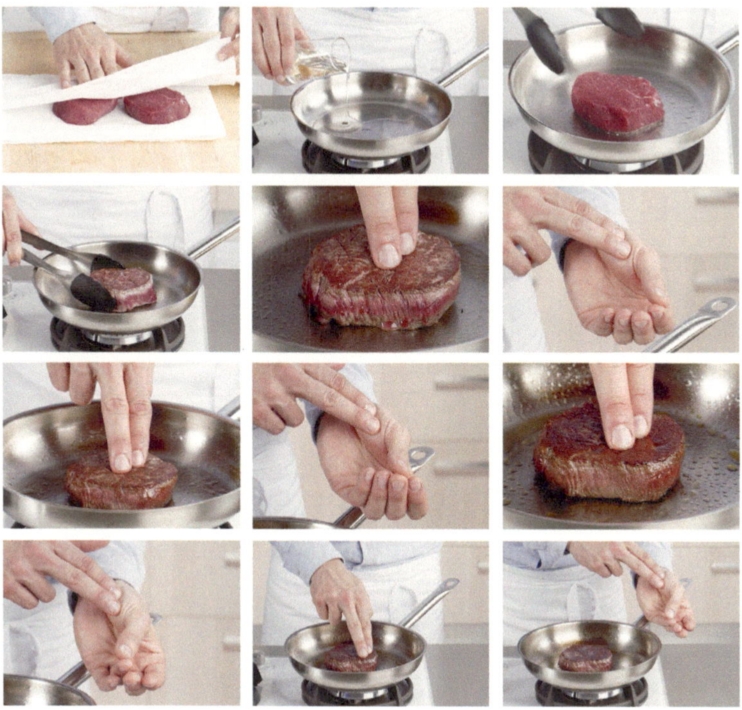

외식은 발견의 경험에서 확인의 과정으로 이동한다.

데이터 기반 외식은 셰프와 기획자의 작업 방식에도 영향을 미친다. 이제 그들에게 묻는 질문은 "무엇을 만들고 싶은가?"가 아니라, "무엇이 선택될 것인가?"다. 메뉴는 질문이 아니라 답변이 되고, 음식은 제안이 아니라 예측의 결과가 된다. 데이터가 구운 스테이크는 완벽하다. 언제나 같은 온도, 같은 시간, 같은 만족도를 보장한다. 그러나 완벽한 음식은 종종 기억에 남지 않는다. 기억은 언제나 약간의 어긋남에서 시작되기 때문이다.

예측과 다른 맛, 설명하기 어려운 인상, 그날의 기분과 겹쳐진 한 접시. 이런 것들은 데이터로 포착할 수 없고, 설계된 효율과는 무관하다. 외식의 미래가 데이터에 의해 설계될수록, 질문은 기술이 아니라 인간에게로 돌아온다. 우리는 얼마나 예측 가능한 존재가 되기를 원하는가? 실패 없는 만족과 예측 불가능한 경험 중 무엇을 선택할 것인가?

데이터는 훌륭한 도구다. 그러나 기준이 될 때, 식탁은 점점 좁아진다. AI가 구운 스테이크 앞에서 우리는 다시 물어야 한다. 이 음식은 정말 내가 고른 것인가, 아니면 내가 될 것으로 예측된 사람의 선택인가? 그리고 우리는 이제, 예측된 만족과 의도되지 않은 놀라움 중 무엇을 더 가치 있게 여길 것인가를 고민해야 한다.

5

편리함의 그늘,
반복 소비와 경험의 표준화

현대 외식 산업에서 우리는 점점 더 반복적이고 예측 가능한 소비 패턴 속에 놓이고 있다. 이전에는 외식을 할 때 메뉴를 직접 살펴보고, 주변 사람들의 선택을 관찰하고, 때로는 직감과 호기심을 따라 새로운 음식을 시도하는 과정이 존재했다.

이 과정에서 실수나 실패도 있었지만, 그것은 외식 경험의 일부이자, 새로운 맛과 취향을 발견하는 기회였다. 그러나 지금의 외식 환경은 완전히 다른 논리로 움직인다. 키오스크, 배달 앱, RMR, AI 추천 시스템은 모두 '빠르고 정확하게', '실패 확률을 최소화하며' 소비자를 안내하도록 설계되어 있다. 사용자는 메뉴 선택 과정에서 고민을 줄이고, 기다림을 최소화하며, 이미 검증된 선택지를 중심으로 행동하게 된다. 외부에서는 자유롭고 능동적인 선택처럼 보이지만, 실제로는 선택의 폭이 점점 좁아지고 있다.

예를 들어, 배달 앱의 추천 메뉴는 단순한 제안이 아니다. 이는 우리의 과거 주문 기록, 클릭 패턴, 리뷰 작성 여부, 결제 시간, 머무른 화면의 길이 등 다양한 데이터 포인트를 기반으로 만들어진 맞춤형 '예측 메뉴'다. 알고리즘은 우리가 선택할 가능성이 높은 항목만 반복적으로 화면에 배치하며, 그 결과 우리는 새로운 맛이나 낯선 조합을 시도할 필요를 점점 덜 느끼게 된다. 처음에는 편리함과 안정감이라는 장점이 느껴지지만, 시간이 지날수록 경험의 폭은 좁아지고, 선택의 다양성은 줄어든다. 우리는 '무난하게 맛있는' 메뉴를 반복해서 소비하며, 취향 자체가 예측 가능한 형태로 굳어지는 과정을 겪게 된다.

반복되는 선택, 좁아지는 취향

이러한 변화는 단순한 편리함의 문제를 넘어선다. 인간의 선택 습관과 식문화 경험의 구조 자체가 바뀌기 때문이다. 사람들은 반복적 소비를 통해 안정감을 얻지만, 동시에 새로운 자극을 회피하게 된다. 이는 심리학에서 말하는 '행동 경제학적 편향', 즉 이미 경험하고 검증된 선택을 선호하는 경향과 맞닿아 있다. AI

와 앱은 이러한 편향을 강화한다. 사용자가 과거에 만족했던 선택지를 우선적으로 제시하며, 새로운 가능성은 화면 밖으로 밀려난다. 결과적으로, 우리는 스스로 선택한다고 느끼지만, 사실은 기계가 설계한 최적 경로 안에서 반복 행동을 하고 있는 것이다.

또한, 반복 소비의 사회적·문화적 영향도 크다. 특정 메뉴나 브랜드가 데이터 기반으로 최적화될수록, 지역적 특색이나 작은 음식점의 창의적 시도는 시장에서 도태될 가능성이 높아진다. 대중의 입맛과 알고리즘이 맞물리면서 외식 경험의 다양성 자체가 줄어드는 구조적 문제가 나타난다. 한때는 '도전적 선택'이었던 메뉴가 점점 소수의 추천 리스트에만 남고, 나머지는 사라지게 된다. 우리가 선택할 수 있는 범위가 표준화되면서, 외식은 점차 예측 가능한 소비로 축소되고, 발견과 놀라움의 경험은 제한된다.

이 과정에서 중요한 것은, 편리함과 반복 소비가 단순히 기술의 부산물이 아니라 설계된 경험의 결과라는 점이다. AI와 앱, 무인 시스템은 사용자를 안내하고 보호하는 동시에, 취향과 선택을 특정 패턴 안으로 몰아넣는다. 소비자는 자유를 느끼지만, 실제로는 알고리즘이 정한 안전 영역 안에서 행동하며, 선택의 다양성과 우연성을 포기한다. 결국 우리는 안정적이고 편리한 소비 속에서, '내가 고른 것 같은 것'을 반복하면서 취향의 확장을 잃어가는 시대에 살고 있는 것이다.

경험보다 효율이 우선되는 외식 환경

편리함과 효율을 극대화하는 기술은 외식 경험의 구조 자체를 근본적으로 바꾼다. 과거의 외식은 단순히 음식의 맛을 소비하는 행위에 국한되지 않았다. 식당이라는 공간은 음식과 함께 사회적 관계, 감각적 경험, 시간의 흐름, 그리고 우연한 발견까지 포함하는 총체적 경험이었다. 손님은 메뉴를 읽고, 고민하며, 주변 사람들의 선택과 대화를 관찰하고, 직원의 말투와 미세한 손놀림을 통해 그날의 분위기를 느꼈다. 기다림 속에서 느껴지는 긴장감, 테이블 간 거리와 공간의 소음, 공간에 깔린 냄새와 온도까지 모두 음식과 함께 기억되었다. 이런 경험은 음식의 맛과 맞물려 외식의 의미를 만들어냈고, 단순한 배를 채우는 행위가 아니라 체험과 기억을 만드는 사회적 행위가 되었다.

그러나 RMR, 무인 점포, AI 추천 시스템 등 편리함과 효율을 극대화하는 기술은 이러한 경험의 구조를 분해하고, 핵심 요소만 남기는 방식으로 외식을 재설계한다. 줄 서는 경험, 대기 시간의 긴장감, 테이블 간 거리와 공간의 소음, 직원의 말투와 동작 같은 환경적 요소들은 제거된다. 외식 공간에서 발생하던 감각적·사회적 자극은 최소화되고, 맛과 브랜드라는 두 가지 요소만 남는다. 소비자는 이제 집에서 편리하게, 정해진 시간과 방법에 맞춰 동일한 음식을 소비할 수 있다. 편리함과 효율이 강조되는 과정에서, 외식의 감각적·사회적 맥락은 사라지고, 경험은 '안정적이고 반복 가능한 소비 행위'로 축소된다.

이러한 변화는 단순히 기술 도입의 부산물이 아니라, 외식 산업이 소비자의 행동을 설계하는 방식의 결과이기도 하다. 배달 앱과 RMR은 '실패 없는 선택'을 전제로 설계되어, 소비자가 낯선 음식이나 새로운 경험을 시도할 가능성을 점점 줄인다. AI 추천 시스템은 과거의 선택 데이터를 기반으로 '당신이 좋아할 만한 것'을 반복적으로 제안하며, 예측 가능한 소비 패턴을 강화한다. 이러한 반복적 소비 구조 속에서, 소비자는 자신이 선택했다고 느끼지만, 실제로는 기술이 미리 설계한 안전한 경로 안에서 움직이고 있는 것이다.

결과적으로 외식은 더 이상 '발견'과 '경험'의 장이 아니라, 안정적이고 예측 가능한 소비 행위가 된다. 우리는 빠르고 편리하게 먹지만, 동시에 외식이 제공하던 우연, 놀라움, 사회적 연결은 점점 사라진다. 새로운 메뉴를 우연히 발견하고, 식당의 분위기에 따라 미묘하게 달라지는 경험, 직원과의 즉흥적 상호작용과 감각적 기억 등은 기술에 의해 배제되거나 표준화된다. 외식의 사회적·문화적 기능은 점점 축소되고, 장소에서 발생하는 경험보다는 데이터와 알고리즘이 계산한 '안전한 만족'이 중심이 된다.

또한 이러한 변화는 개인의 취향과 경험 형성에도 장기적인 영향을 준다. 반복적으로 표준화된 경험만 소비하게 되면, 개인은 새로운 자극을 시도하거나 우연히 발견하는 즐거움에 점점 덜 노출된다. 취향은 예측 가능하고 안정적인 형태로 굳어지고, 외식은 '체험'보다는 '확인'의 행위로 변모한다. 집에서 RMR을 통해 먹는 맛집의 요리, AI가 추천한 메뉴, 키오스크를 통한 주문, 모두 편리하고 효율적이지만, 이 속에서 외식 본래의 다양성과 창발성, 감각적·사회적 풍요로움은 희미해진다.

결국 현대 외식은 편리함과 효율이라는 이름 아래 경험의 폭과 깊이를 포기하는 선택을 강하게 요구한다. 우리는 더 빨리, 더 쉽게, 더 정확하게 소비하지만, 동시에 외식이 제공했던 인간적 접촉과 예측 불가능한 즐거움, 사회적 상호작용을 잃어가고 있다. 외식 경험의 구조가 기술과 데이터 중심으로 재편될수록, 우리는 질문해야 한다. 우리는 편리함과 효율을 위해 얼마나 많은 경험과 감각, 사회적 연결을 포기할 준비가 되어 있는가. 그리고 그 포기는 결국 외식이 단순한 음식 소비가 아니라, 사회적·문화적 경험이라는 본질적 의미를 잃는 과정과 맞닿아 있다.

표준화된 맛, 사라지는 우연과 발견

데이터 기반 외식은 본질적으로 '평균'을 지향한다. 외식 산업에서 데이터와 AI는 실패를 최소화하고, 안정적인 만족을 제공하는 방향으로 설계된다. 메뉴는 언제나 일정한 맛을 보장하도록 조정되고, 음식의 조리 과정은 표준화된다. 누구에게나 무난하고 거슬리지 않는 맛은 실패의 위험을 줄이지만, 동시에 기억에 남는 경험을 만들어내지 못한다. 이러한 안정성과 예측 가능성은 산업적으로는 매우 효율적이다. 소비자는 실패 확률을 걱정하지 않고, 레스토랑이나 배달 앱, RMR을 통해 쉽고 빠르게 선택할 수 있다. 그러나 안정성이 강조될수록, 외식이 본래 제공하던 감각적 즐거움과 우연한 발견은 서서히 사라진다.

예를 들어, 전통적인 외식에서는 날씨, 재료 상태, 요리사의 손끝에서 오는 미세한 변화가 매번 조금씩 다른 맛을 만들어냈다. 국밥 한 그릇이라도 불의 세기, 국물 농도, 재료의 신선도에 따라 맛이 달라지며, 그 차이 속에서 작은 놀라움과 기억이 발생했다. 특정 날의 국밥이 유독 맛있었던 이유를 설명하기 어려운 것도 바로 이런 미세한 우연성 때문이었다. 그러나 데이터 기반 외식에서는 이러한 변수가 제거된다. 맛은 알고리즘과 표준 레시피를 통해 '안정적'으로 조정되고, 우연과 즉흥적인 변화는 시스템 설계상 배제된다.

RMR 밀키트는 정확한 맛을 재현하기 위해 조리 과정과 재료를 정밀하게 관리하며, AI 추천 메뉴는 소비자의 과거 선택과 유사한 패턴만을 제시한다. 그 결과, 맛은 일정하지만 놀라움과 기억에 남는 경험은 점점 줄어든다.

더 나아가, AI 추천과 반복 소비는 단순히 선택을 안내하는 데 그치지 않고, 소비자의 취향 자체를 형성하는 과정으로 이어진다. 알고리즘은 사용자의 과거 주문 기록, 검색 패턴, 클릭 행동, 결제 시간 등 다양한 데이터를 종합해 개인화된 추천을 제공한다. 사용자가 반복적으로 특정 메뉴를 선택하면, AI는 이를 '선호'로 인식하고, 다음 번 추천에서 비슷한 선택지만 더 많이 노출시킨다. "당신은 이런 종류의 음식을 좋아한다"라는 확신이 반복될수록, 추천의 폭은 점점 좁아지고, 새로운 메뉴나 예상치 못한 맛을 시도할 가능성은 줄어든다. 소비자는 스스로 고른다고 느끼지만, 실제로는 이미 정제되고 계산된 선택지 안에서만 움직이는 상태가 된다.

이 과정에서 외식은 본래의 '탐험'과 '발견'의 경험에서 점점 멀어진다. 과거에는 메뉴판을 한 장씩 넘기며 새로운 조합을 발견하거나, 직원의 추천을 듣고 예상치 못한 맛을 경험할 수 있었다. 그러나 데이터 기반 외식에서는 추천과 표준화가 이러한 가능성을 사전에 제거한다. 소비자는 편리함 속에서 만족을 느끼지만, 동시에 취향의 폭과 경험의 다양성은 점차 제한된다. 반복되는 경험 속에서, 외식은 예측 가능한 만족으로 환원되고, 한 번 먹은 경험은 곧바로 다음 경험에 의해 덮인다.

또한 이러한 구조는 장기적으로 사회적·심리적 영향까지 만든다. 반복적으로 안정적인 메뉴를 소비하다 보면, 우리는 새로운 경험에 대한 기대감과 탐험심을 점점 덜 느끼게 된다. 예측 가능한 선택만 반복하는 소비는 안전하지만, 동시에 외식의 즐거움과 놀라움, 감각적 충격을 경험할 기회를 제한한다. 식사 한 끼가 단순한 배채움이 아니라 기억과 사회적 경험의 일부였던 과거와 달리, 이제는 데이터가 설계한 안정적 소비 패턴 안에서 반복되는 행위로 축소된다.

결국 데이터 기반 외식은 효율과 편리함이라는 장점을 제공하지만, 그 이면에서는 경험의 깊이와 자유로운 선택, 우연과 발견의 즐거움을 잃게 만든다. 우리는 더 빠르고 쉽게, 실패 없이 먹을 수 있지만, 동시에 외식이 제공하던 예측 불가능한 경험과 감각적 풍요, 사회적 연결이라는 가치는 점점 줄어든다. AI와 데이터가 만들어낸 '안정적 만족'은 표면적으로는 소비자의 편의와 취향을 존중하는 듯 보이지만, 장기적으로는 외식 경험 자체를 표준화하고 예측 가능한 틀 안으로 제한하는 결과를 낳는다.

편리함 뒤에 숨은 비용

편리함은 분명 장점이다. 배달 앱을 켜고 몇 번의 클릭으로 음식이 도착하고, 키오스크를 통해 주문하면 기다림과 실수를 최소화할 수 있다. RMR과 AI 추천 시스템은 집에서도 유명 레스토랑의 요리를 쉽게 경험하게 하고, 반복되는 선택은 소비자에게 안정감을 준다. 이런 편리함은 분명 현대인의 바쁜 생활과 불확실한 노동 환경 속에서 필요한 요소이다. 우리는 이전보다 훨씬 적은 노력과 시간으로 원하는 음식을 손에 넣을 수 있고, 실패의 위험을 최소화하며 만족을 얻는다.

하지만 이러한 편리함에는 보이지 않는 비용이 존재한다. 반복적이고 예측 가능한 소비 패턴 속에서, 우리는 새로운 메뉴나 낯선 식재료를 경험할 기회를 점점 잃는다. AI가 추천하는 메뉴는 과거 선택과 유사한 패턴을 기반으로 제공되기 때문에, 소비자는 자연스럽게 '안전하고 익숙한 것'을 반복적으로 선택하게 된다.

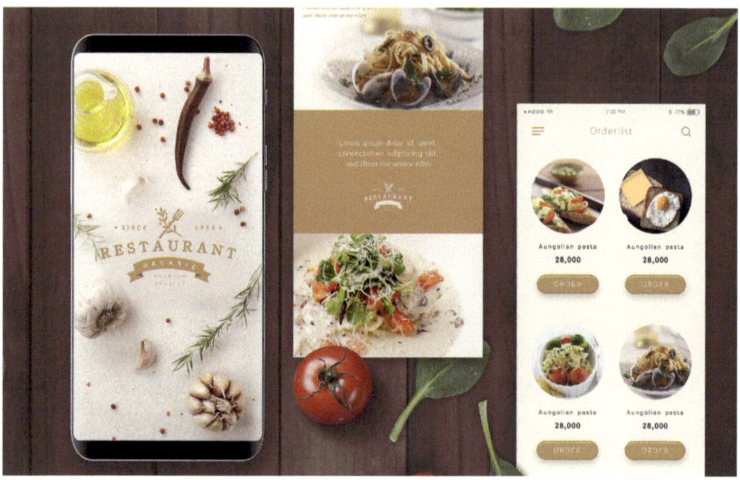

선택의 폭은 좁아지고, 새로운 맛과 경험은 점점 화면 밖으로 밀려난다. 결과적으로 외식은 단순한 배고픔 해소와 즉각적 만족의 영역으로 축소된다. 한 끼 식사는 더 이상 감각과 기억, 사람과 사람 사이의 교류를 담는 행위가 아니라, 효율적이고 안전한 소비 행위가 된다.

이 변화는 사회적·심리적 영향까지 가져온다. 사람과 사람 사이의 상호작용이 줄어든 무인 점포, 집에서 혼자 즐기는 RMR, AI 추천 메뉴에 익숙해지면서, 외식은 더 이상 공동체적 경험이나 대화와 관계를 만들어내는 장이 되지 않는다. 우리는 식사 중에 주변 사람들과 이야기를 나누거나, 공간과 분위기, 우연히 마주친 다른 손님이나 요리사의 작은 손길에서 발생하는 즐거움을 경험하지 못한다. 외식의 '기억'도 달라진다. 어느 날 누구와 무엇을 먹었는지, 어떤 자리에서 느꼈던 감정이나 분위기는 희미해지고, 메뉴 이름과 패키지, 데이터화된 기록만 남는다. 경험은 디지털화되고, 인간적 경험은 점점 사라진다.

경제적·건강적 측면에서도 반복적이고 표준화된 소비는 영향력을 가진다. 편리함과 효율을 우선시하는 환경에서 소비자는 균형 잡힌 식단보다 손쉬운 선택을 반복하게 되고, 자연스럽게 영양과 다양성을 놓치기 쉽다. 산업적으로도 표준화된 메뉴와 반복소비는 레스토랑과 브랜드에게 안정성을 주지만, 동시에 음식과 외식 문화의 창의성과 다양성을 억제한다.

결국 편리함의 비용은 눈에 보이지 않지만 지속적으로 지불되고 있다. AI 추천, RMR, 키오스크가 제공하는 효율과 편리함은 단기적 만족을 보장하지만, 외식이 가진 본래 의미인 사람과 사람, 음식과 감각, 시간과 경험의 교환을 대체하지 못한다. 우리는 빠르고 안전하게 먹지만, 경험의 깊이와 다양성을 잃고 있으며, 우연과 발견, 기억과 이야기로 이루어진 외식의 풍요로운 경험은 점차 줄어든다.

이러한 현실은 단순히 기술의 문제가 아니라, 기술이 외식 경험을 설계하는 방식과 우리의 선택 습관, 사회적 기대와 연결된다. 편리함은 유혹적이고 매력적이지만, 장기적으로 외식의 풍부한 경험과 사회적·문화적 가치를 보존하기 위해서는 우연과 다양성을 허용하는 선택, 사람과의 접촉을 담보하는 경험, 맛과 시간, 공간과 기억을 함께 고려하는 외식 설계가 필요하다. 기술이 제공하는 편리함은 외식의 도구일 수 있지만, 경험의 목적이 되어서는 안 된다. 그렇지 않으면, 우리는 점점 더 표준화되고 반복 가능한 선택 속에서, 외식의 본래 의미를 잃어가게 된다.

4

지속 가능한 먹거리를 찾아서

1

비건과 대체육,
유행을 넘어 생존의 언어로

비건과 대체육은 오랫동안 '라이프스타일'의 문제로 소비되어 왔다. 취향이거나 윤리적 선택, 혹은 트렌드에 민감한 소수의 실천으로 분류되었다. 외식 산업에서 이 선택은 종종 부차적인 옵션이었다. 고기를 먹는 사람들을 위한 메뉴가 먼저 존재하고, 그 옆에 조심스럽게 덧붙여진 대안. 메뉴판의 가장자리, 혹은 별도의 페이지에 배치된 선택지였다.

그러나 이 구도는 점점 유지되기 어려워지고 있다. 외식 산업의 맥락에서 비건과 대체육을 바라보면, 그것은 더 이상 취향의 문제가 아니다. 구조의 문제이며, 점점 더 생존의 언어에 가까워지고 있다.

고기 중심 외식 구조의 불안정성

육류 중심의 외식 구조는 오랫동안 전제처럼 작동해 왔다. 고기는 중심이고, 나머지는 곁들임이었다. 메뉴 구성은 고기를 기준으로 설계되었고, 가격 책정 역시 육류의 원가와 수급을 핵심 변수로 삼아왔다. 주방 동선과 조리 설비, 인력의 숙련도까지 모두 고기 조리를 중심으로 최적화되어 있었다. 이 구조는 오랫동안 효율적이고 안정적인 시스템처럼 보였다.

하지만 이 전제는 더 이상 안정적이지 않다. 사료 가격의 급등과 변동성은 육류 원가를 예측 불가능하게 만들고 있으며, 기후 위기는 축산업 전반의 생산 기반을 흔들고 있다. 가뭄과 폭염, 전염병은 더 이상 예외적인 사건이 아니라 반복되는 리스크가 되었다. 여기에 축산업이 야기하는 환경 부담과 탄소 배출 문제, 국제 유통망의 불확실성까지 더해지면서 고기는 '언제나 안정적으로 공급 가능한 재료'라는 지위를 잃어가고 있다.

외식 산업의 입장에서 이는 단순한 윤리 논쟁이 아니라 운영 리스크의 문제다. 특정 재료에 대한 과도한 의존은 곧 구조적 취약성으로 이어진다. 가격이 흔들리고, 수급이 불안해질수록 메뉴의 안정성 역시 위협받는다. 고기가 중심이었던 외식 구조는 이제 효율적인 시스템이 아니라, 점점 관리 비용이 커지는 구조가 되고 있다.

대체육은 바로 이 불안정성 위에서 등장한다. 흔히 대체육을 '고기의 모방'으로 이해하지만, 산업의 관점에서 보면 그것은 공급 구조를 분산시키는 장치에 가깝다. 콩, 완두, 곡물, 해조, 미생물, 단백질 등으로 만들어진 단백질원은 단순히 고기의 맛과 식감을 흉내 내는 것이 아니라, 외식 산업이 오랫동안 의존해 온 단일 축을 흔든다. 고기가 유일한 중심이 아닌 구조, 여러 단백질원이 공존하는 구조를 상상하게 만든다.

이때 중요한 것은 대체육이 고기보다 '더 낫다'는 주장보다, 고기만으로는 더 이상 안정적인 구조를 유지하기 어렵다는 현실이다. 대체육은 이상적인 미래의 상징이기 이전에, 현재의 리스크를 분산시키는 실용적 선택지로 기능하기 시작했다.

'윤리적 선택'에서 '일상의 경험'으로

비건 역시 마찬가지다. 비건은 흔히 '고기를 먹지 않는 사람들'의 정체성으로 이해되어 왔다. 그러나 외식 산업의 관점에서 보면, 비건은 개인의 윤리적 결단이라기보다 육류 중심 시스템의 한계를 드러내는 질문에 가깝다. 우리는 얼마나 많은 자원을 써야 한 끼를 유지할 수 있는가. 어떤 방식의 식사가 장기적으로 지속 가능한가. 비건은 도덕적 주장 이전에 산업의 지속 가능성을 묻는 언어다.

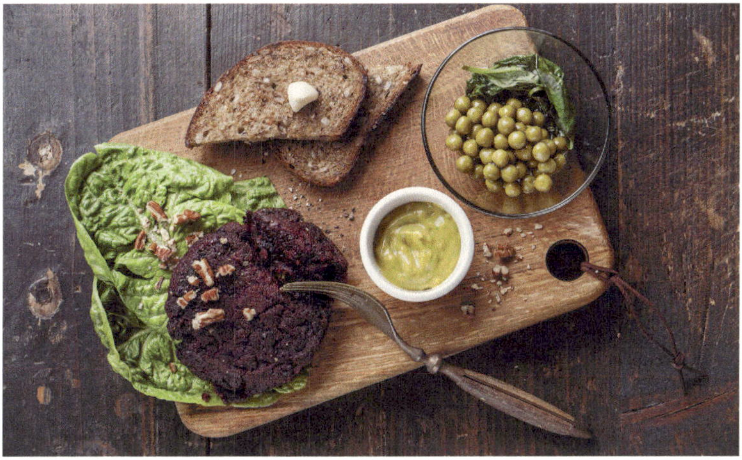

그럼에도 불구하고 비건과 대체육이 직면한 가장 큰 장벽은 기술이 아니다. 인식이다. 많은 소비자는 여전히 '고기를 먹지 않는 선택'을 결핍으로 이해한다. 덜 먹는 것, 포기하는 것, 참는 것. 이 인식 속에서 비건 메뉴는 언제나 설명을 요구받는다. 왜 고기가 없는지, 왜 이 선택이 의미 있는지, 왜 이 불편함을 감수해야 하는지. 비건은 스스로를 끊임없이 정당화해야 하는 위치에 놓여 있다.

하지만 외식 산업에서 중요한 것은 도덕적 설득이 아니라 경험의 설계다. 사람들은 옳기 때문에 음식을 선택하지 않는다. 맛있기 때문에, 편리하기 때문에, 자연스럽기 때문에 선택한다. 비건과 대체육이 하나의 선택지로 자리 잡기 위해서는 맛과 식감, 포만감, 가격, 그리고 사회적 맥락이 함께 설계되어야 한다. '비건이니까 감안해야 하는 불편함'이라는 전제가 사라질 때, 그 선택은 비로소 일상으로 스며든다.

흥미로운 점은 많은 외식 브랜드가 이미 이 방향으로 움직이고 있다는 사실이다. 비건 메뉴를 윤리적 상징이나 캠페인용 아이템이 아니라, 메뉴 포트폴리오의 일부로 배치한다. 고기 메뉴 옆에 자연스럽게 놓고, 별도의 설명을 줄인다. 이는 비건을 특별하게 만들기보다, 특별하지 않게 만드는 전략이다. 선택을 강조하지 않고, 선택 가능성을 넓히는 방식이다.

대체육 역시 점점 '대체'라는 이름을 벗고 있다. 고기를 흉내 내는 데서 출발했지만, 이제는 고기와 다른 질감과 조리법, 맛의 구조를 제안하기 시작했다. 이는 모방의 단계에서 창작의 단계로 이동하는 과정이다. 대체육이 고기를 대신해야만 의미가 있는 것은 아니다. 그것이 고기와 다른 가능성을 열 때, 외식의 언어는 더 넓어진다.

2

친환경은 왜 쓰레기를 남기는가

배달 음식의 용기는 언제나 깨끗하다. 문제는 그 깨끗함이 식사 이후에 남긴 흔적이다. 식탁 위에서는 아무것도 남지 않은 것처럼 보이지만, 현관 앞에서는 쓰레기가 다시 모습을 드러낸다. 겹겹이 포장된 용기, 분리해야 할 재질, 헷갈리는 재활용 표시. 우리는 먹는 동안에는 환경을 의식하지 않지만, 버리는 순간에야 비로소 그 부담을 체감한다. 깨끗함은 소비의 경험에만 머물고, 책임은 소비 이후에 개인에게 돌아온다.

이 장면은 개인의 습관 문제라기보다, 오늘날 외식 산업이 작동하는 방식이 만들어낸 결과에 가깝다. 제로 웨이스트는 이 구조적 모순에서 출발한다. 쓰레기를 줄이자는 선언은 분명하지만, 외식

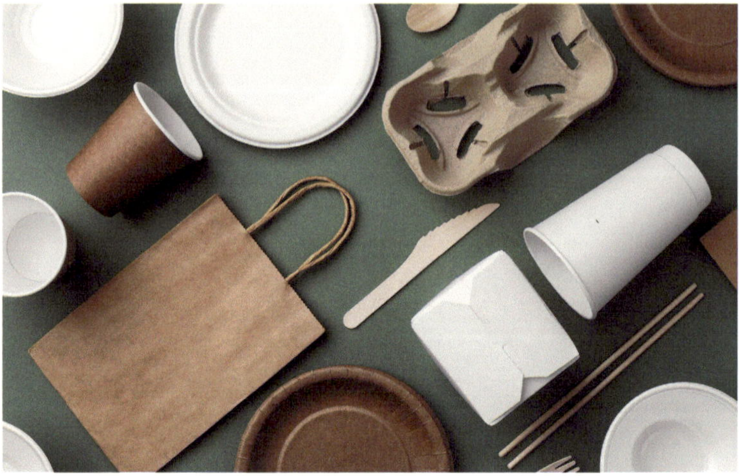

산업의 시스템은 그 선언을 실현하기 어렵게 설계되어 있다. 배달 플랫폼, 위생 규정, 물류 효율, 소비자의 기대는 모두 일회용 포장을 기본값으로 전제한다. 우리는 쓰레기를 줄이자고 말하지만, 쓰레기가 생기지 않기 어려운 구조 안에서 소비하고 있다.

배달 음식은 이동해야 하고, 이동하는 음식은 보호되어야 한다. 새지 않아야 하고, 식지 않아야 하며, 파손되지 않아야 한다. 이 조건을 가장 저렴하고 안정적으로 만족시키는 방식은 여전히 일회용 포장이다. 다회용 용기는 회수와 세척, 관리가 필요하고, 이는 추가 비용과 추가 노동을 의미한다. 효율과 속도를 중시하는 시스템에서 친환경은 언제나 비효율로 간주된다. 제로 웨이스트가 외식 산업에서 번번이 좌절되는 이유다.

제로 웨이스트의 역설

이 지점에서 등장하는 것이 '친환경 포장'이다. 생분해 용기, 종이 빨대, 친환경 코팅 컵. 일회용을 대체하는 대안처럼 보이지만, 이 선택은 또 다른 역설을 낳는다. 많은 생분해 용기는 특정 온도와 습도, 산업용 설비가 갖춰진 환경에서만 분해된다. 일반 쓰레기로 배출되거나 소각될 경우, 기존 플라스틱보다 더 많은 에너지를 소모하기도 한다.

재활용 가능한 포장 역시 마찬가지다. 그것은 '재활용될 수 있음'을 전제로 하지만, 실제로 재활용되기까지는 소비자의 정확한 분리배출과 수거 시스템, 재활용 공정이 모두 맞물려야 한다. 조금이라도 오염되거나 잘못 분류되면 재활용은 불가능해진다. 결국 친환경 포장은 더 정교한 분리배출을 요구하고, 그 과정에서 더 많은 물과 에너지, 노동이 투입된다. 친환경을 실천하기 위해 더 많은 자원을 쓰는 상황이 발생한다.

제로 웨이스트가 어려운 이유는 기술의 부족이 아니다. 그것은 비용과 책임의 문제다. 친환경 선택은 대개 더 비싸고, 그 부담은 소비자나 소상공인에게 전가된다. 친환경 용기를 사용하는 식당은 원가 부담으로 가격 경쟁에서 불리해지고, 소비자는 환경을 생각하는 선택을 할 때마다 추가 비용을 지불해야 한다. 이 구조에서 친환경은 공공의 기준이 아니라, 개인의 윤리 시험이 된다.

쓰레기는 선택이 아니라 설계의 결과다

문제는 여기서 한 단계 더 깊어진다. 쓰레기는 외식 산업의 부수적 결과가 아니라, 시스템에 내장된 요소라는 점이다. 배달 플랫폼은 빠른 회전율과 확장을 전제로 설계되었고, 위생 규정은 오랫동안 일회용을 안전의 기준으로 삼아왔다. 소비자는 완벽하게 밀봉된 포장을 '당연한 서비스'로 인식하며, 조금의 불편도 불만으로 이어진다. 이 조건이 유지되는 한, 쓰레기는 줄어들 수 없다.

제로 웨이스트가 개인의 실천에만 맡겨질 때, 그것은 종종 죄책감 관리의 장치가 된다. 우리는 분리배출을 잘했는지 스스로를 점검하고, 친환경 옵션을 선택하지 못한 날을 반성한다. 그러나 개인의 도덕성으로는 시스템을 바꿀 수 없다. 구조는 그대로인데 책임만 개인에게 전가되는 상황에서, 제로 웨이스트는 지속 가능한 실천이 되기 어렵다. 결국 피로감만 남고, 실천은 느슨해진다.

외식 산업에서 지속 가능성이 실제로 의미를 갖기 위해서는 기본값이 바뀌어야 한다. 다회용 용기가 특별한 선택이 아니라 표준이 되어야 하고, 회수와 세척은 개인의 수고가 아니라 인프라의 일부가 되어야 한다. 플랫폼 단위의 회수 시스템, 용기 규격의 표준화, 공공 차원의 세척 시설 없이는 제로 웨이스트는 구호에 머문다. 친환경은 선택지가 아니라 환경 그 자체가 되어야 한다.

일부 지역과 기업에서는 이미 이런 실험이 시작되고 있다. 보증금을 포함한 다회용 용기 시스템, 배달 플랫폼과 연계된 회수 네트워크, 지역 단위의 공동 세척 시설. 이 모델들은 아직 불완전하고 규모도 제한적이지만, 중요한 방향을 제시한다. 쓰레기를 줄이는 문제는 개인의 의지 문제가 아니라 사회적 설계의 문제라는 인식이다.

제로 웨이스트가 던지는 질문은 결국 이것이다. 우리는 얼마나 착한 소비자가 될 수 있는가가 아니라, 얼마나 덜 버리도록 설계된 사회에 살고 있는가. 친환경을 선택할 것인가의 문제가 아니라, 선택하지 않아도 친환경적인 구조 안에 있는가의 문제다.

결론은 단순하다. 친환경은 더 많은 노력을 요구하는 옵션이 되어서는 안 된다. 가장 쉬운 선택, 아무 생각 없이도 따르게 되는 기본값이어야 한다. 그렇지 않다면, 제로 웨이스트는 이름과 달리 계속해서 쓰레기를 남길 것이다.

3

로컬 푸드와 슬로 푸드

외식의 글로벌화는 음식을 빠르고 균질하게 만들었다. 어느 도시에서나 비슷한 맛을 경험할 수 있다는 사실은 현대인의 이동성과 생활 리듬에 잘 맞는다. 낯선 지역에서도 실패하지 않는 식사, 브랜드와 시스템이 보증하는 안정적인 맛은 분명 하나의 진보다. 표준화된 레시피와 효율적인 공급망은 외식을 일상의 일부로 만들었고, 음식은 더 이상 특별한 사건이 아니라 반복 가능한 서비스가 되었다. 우리는 무엇을 먹을지 고민하기보다, 어떤 브랜드를 선택할지를 결정한다. 선택의 기준은 맛의 차이가 아니라 예측 가능성이다.

그러나 이 편리함은 조용한 상실을 동반했다. 지역마다 달랐던 맛의 결, 식재료가 가진 고유한 성질, 계절에 따라 달라지던 식탁의 리듬은 점점 사라졌다. 제철이라는 개념은 메뉴판에서 희미해졌고, 특정 지역에서만 가능했던 조리법과 식재료는 대체 가능한 옵션으로 치환되었다. 음식은 더 많은 사람에게 도달했지만, 그만큼 얇아졌다. 깊이와 맥락은 효율을 위해 정리되었다.

어디에서 먹든 비슷한 경험을 할 수 있다는 것은, 어디에서도 그곳만의 경험을 하기 어렵다는 뜻이기도 하다. 음식은 장소를 설명하지 않고, 장소는 음식을 통해 기억되지 않는다. 여행지에서의 식사는 지역을 이해하는 창이 아니라, 일상의 연장이 된다. 식탁은 더 이상 지역의 언어를 말하지 않는다.

음식은 세계화되었지만, 얼굴은 지워졌다. 누가 만들었는지, 어디에서 왔는지, 왜 이 방식으로 조리되었는지는 중요하지 않은 정보가 되었다. 생산자는 원재료로 환원되고, 조리 과정은 시스템 안에 숨겨진다. 남는 것은 완성된 결과물뿐이다. 이 과정에서 음식은 관계를 잃고, 소비는 점점 더 익명화된다. 우리는 편리해졌지만, 동시에 덜 연결되었다.

다시 연결되는 얼굴들

로컬 푸드는 이 지워진 얼굴을 다시 불러내는 시도다. 그것은 단순히 '가까운 곳에서 난 재료'를 사용하자는 구호가 아니다. 로컬 푸드는 거리의 문제가 아니라 관계의 문제다. 음식이 어디에서 생산되었는가보다 중요한 것은, 그 음식이 어떤 관계망 안에서 만들어졌는가 하는 질문이다. 누가 생산했고, 어떤 땅에서 자랐으며, 어떤 계절을 통과했고, 어떤 경로를 거쳐 이 접시에 도착했는가. 이 질문들이 살아 있는 식사는 더 이상 익명의 상품이 아니라, 구체적인 맥락을 지닌 결과물이 된다. 음식은 소비의 대상이 아니라 서사의 일부로 기능하기 시작한다.

생산자의 얼굴이 보이는 음식은 먹는 속도부터 달라진다. 그것은 서둘러 처리해야 할 끼니가 아니라, 잠시 머무르며 경험해야 할 사건이 된다. 우리는 자연스럽게 속도를 늦추고, 씹는 감각과 향, 질감에 더 많은 주의를 기울인다. 이는 윤리적 각성 이전에 감각의 변화다. '착한 소비'를 의식하기 전에, 먼저 먹는 방식이 바뀐다. 익명성이 제거된 음식은 책임을 요구하기보다 기억을 남긴다. 우리는 무엇을 먹었는지보다, 누구와 어떤 맥락에서 먹었는지를 떠올리게 된다. 음식은 더 이상 칼로리의 합이 아니라, 관계의 밀도로 인식되기 시작한다.

슬로 푸드는 이 관계의 회복을 시간의 문제로 확장한다. 슬로 푸드는 느림을 낭만화하거나 과거로 돌아가자고 말하지 않는다. 오히려 아주 현실적인 질문을 던진다. 왜 외식은 항상 빨라야 하는가. 왜 조리 시간은 효율과 비용의 언어로만 설명되는가. 우리는 언제부터 기다림을 손해로 인식하게 되었는가. 숙성과 발효, 자연스러운 건조와 숙성, 계절을 따라 달라지는 수확의 리듬은 산업적 관점에서는 관리하기 어려운 변수로 보이지만, 문화적 관점에서는 음식의 깊이를 형성하는 핵심 요소다.

빠른 회전율을 위해 생략된 과정들은 단지 조리 시간을 단축한 것이 아니다. 그 과정에서 맛의 층위뿐 아니라, 음식이 축적해 온 시간과 기억도 함께 제거되었다. 빠른 음식은 즉각적인 포만감을 제공하지만, 경험을 남기지는 않는다. 반면 느린 음식은 배를 채우는 대신 시간을 남긴다. 그 시간은 기다림의 시간이기도 하고, 이야기의 시간이기도 하다. 조리 과정에 포함된 시간은 단순한 지연이 아니라, 맛을 구성하는 또 하나의 재료다.

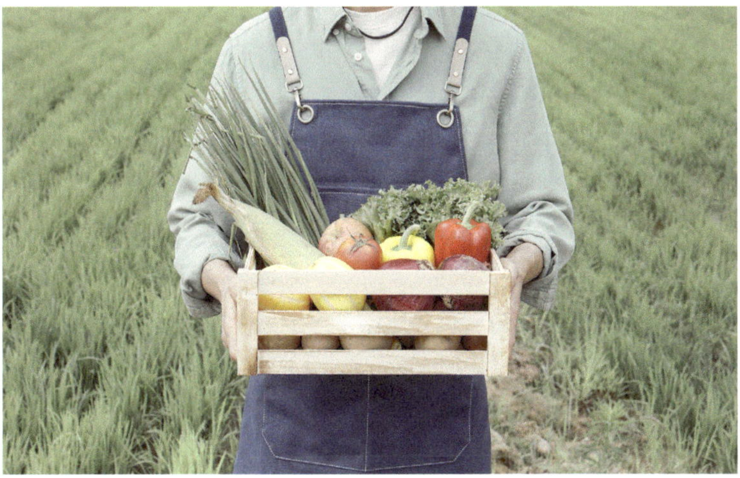

슬로 푸드는 속도가 지워버린 과정을 다시 식탁 위로 호출한다. 이 음식이 '얼마나 빨리 나왔는가'가 아니라 '얼마나 오래 만들어졌는가'를 묻는다. 언제 수확되었고, 얼마나 숙성되었으며, 어떤 과정을 거쳐 지금의 상태가 되었는가. 이 질문은 외식을 단순한 소비 행위에서 경험의 영역으로 이동시킨다. 우리는 더 이상 음식을 처리하지 않고, 마주한다. 그 순간 외식은 다시 시간을 들일 가치가 있는 행위가 된다.

전략으로서의 로컬과 슬로

로컬과 슬로는 종종 낭만적 취향으로 오해된다. 작은 농가, 손글씨 메뉴판, 불편하지만 정성스러운 조리. 이러한 이미지는 로컬과 슬로를 개인의 취향이나 라이프스타일의 영역으로 밀어낸다. 마치 여유가 있는 사람들만 선택할 수 있는 감성적 소비처럼 보이게 만든다. 그러나 외식 산업의 구조 속에서 이 흐름은 감성적 회귀가 아니라 점점 더 전략적 선택에 가깝다. 그것은 '좋아 보이는 방식'이 아니라, 불안정해진 시스템 속에서 생존 가능성을 높이는 방식이다.

지역 농가와의 안정적인 거래는 글로벌 공급망의 변동성을 완화한다. 국제 정세, 기후 위기, 물류 비용의 상승은 대규모 유통망에 의존하는 구조를 지속적으로 흔든다. 가격은 예측하기 어려워지고, 수급은 갑작스럽게 끊긴다. 반면 지역 단위의 거래는 이동 거리와 중간 단계를 줄이며, 공급의 흐름을 더 직접적으로 만든다. 장거리 운송에 의존하지 않는 구조는 환경 부담을 줄이는 동시에, 비용과 리스크를 관리하는 현실적인 대안이 된다. 로컬은 느린 대신 가까운 선택이며, 그 가까움은 위기의 순간에 구조적 강점으로 작동한다.

계절에 따라 변하는 메뉴 역시 마찬가지다. 이는 외식 산업이 오랫동안 전제로 삼아 온 '항상 같은 메뉴, 항상 같은 맛'이라는 원칙을 내려놓는 선택이다. 겉보기에는 불안정해 보인다. 그러나 계절성은 재고 부담을 낮추고, 원재료 폐기를 줄이며, 메뉴 개발을 끊임없는 트렌드 경쟁에서 벗어나게 한다. 데이터와 시장 분석 대신 자연의 리듬에 반응하는 방식은 통제의 영역을 줄이는 대신, 적응의 능력을 키운다. 모든 것을 계획하고 관리하려는 시스템이 흔들릴수록, 통제할 수 없는 조건을 받아들이는 구조는 오히려 더 유연해진다.

이 구조는 분명 빠른 확장에는 불리하다. 표준화가 어렵고, 동일한 경험을 여러 지점에서 복제하기 힘들다. 투자 관점에서 보면 비효율적으로 보일 수도 있다. 그러나 오래 버티는 데에는 강하다. 대량 생산과 균질화가 위기를 맞을수록, 로컬 기반의 외식은 상대적으로 단단한 생존 방식을 제공한다. 규모의 경제 대신 관계의 경제를 택한 구조이기 때문이다. 로컬과 슬로는 작지만 지속 가능한 외식의 형태다. 속도 대신 밀도를, 확장 대신 정착을, 숫자 대신 관계를 선택한 구조다.

소비자에게 이 방식은 또 다른 가치를 제공한다. 그것은 단순한 포만감이 아니라 맥락이다. 이 음식이 만들어진 지역, 이 계절이 가진 의미, 이 식당이 오랫동안 유지해 온 방식. 우리는 무엇을 먹었는지보다, 어떤 배경 속에서 먹었는지를 함께 기억한다. 음식은 다시 하나의 서사가 되고, 식사는 정보와 경험이 겹쳐진 사건이 된다. 기억에 남는 식사는 언제나 맛만으로 완성되지 않는다. 장소와 사람, 시간의 층위가 겹쳐질 때 비로소 경험이 된다.

그러나 이 흐름의 한계 역시 분명하다. 접근성이다. 로컬 푸드는 종종 비싸고, 슬로 푸드는 시간을 요구한다. 빠르고 저렴한 선택지가 일상이 된 환경에서, 이 방식은 쉽게 중심으로 이동하지 못한다. 구조가 바뀌지 않는 한, 로컬과 슬로는 언제나 '의식 있는 소비자'의 선택지로만 남을 위험이 있다. 윤리와 취향의 문제로 한정되는 순간, 그 영향력은 제한될 수밖에 없다.

그래서 지속 가능한 외식이 실제로 의미를 가지려면, 로컬과 슬로는 특별한 옵션이 아니라 하나의 기준이 되어야 한다. 모든 식당이 지역 농산물만 사용할 수는 없고, 모든 식사가 느릴 수는 없다. 그러나 최소한의 방향성은 공유될 수 있다. 출처를 설명할 수 있는 재료를 사용하는 것, 조리 과정이 완전히 생략되지 않는 것, 계절의 변화를 메뉴에 반영하는 것. 이런 기준이 누적될 때, 외식은 다시 관계의 영역으로 돌아온다.

지속 가능한 외식은 빠른 확장이 아니라 깊은 정착을 필요로 한다. 더 많은 지점을 여는 것이 아니라, 한 지역 안에서 오래 버티는 방식. 더 많은 주문을 처리하는 것이 아니라, 한 번의 식사가 남기는 인상을 깊게 만드는 일. 로컬 푸드와 슬로 푸드는 그 방향을 가리키는 표지판이다. 우리는 다시 묻게 된다. 이 음식은 어디에서 왔고, 나는 이 식탁을 통해 누구와 연결되어 있는가.

4

미래의 식탁,
기술 이후의 선택

세포 배양육과 스마트 팜은 언제나 미래의 언어로 소개된다. 실험실에서 자라는 고기, 데이터와 알고리즘으로 관리되는 농장. 이 기술들은 분명한 약속을 내세운다. 환경 부담을 줄이고, 생산성을 높이며, 기후와 시장의 불확실성을 통제할 수 있다고. 더 적은 자원으로 더 많은 식량을 만들 수 있다면, 그것은 인류에게 매력적인 제안이다. 식량 위기가 반복되고, 기존의 농축산 시스템이 한계에 다다른 상황에서 기술은 가장 합리적인 해법처럼 보인다. 자연의 변덕에 기대지 않아도 되는 생산 방식, 예측 가능한 수확량, 표준화된 품질은 불안정한 시대에 강력한 안정감을 제공한다.

그러나 기술은 언제나 해결과 동시에 질문을 남긴다. 우리는 무엇을 해결하려는 것인가, 그리고 그 과정에서 무엇을 포기하게 되는가. 생산량의 문제를 해결하는 것이 곧 식탁의 문제를 해결하는 것일까. 더 많은 식량을 더 효율적으로 만드는 일이, 우리가 음식과 맺어온 관계까지 대체할 수 있을까. 기술은 종종 '가능한 것'의 범위를 빠르게 넓히지만, '원하는 것'에 대한 질문은 남겨둔다.

더 완벽하게 통제된 식탁인가, 아니면 더 나은 관계 속에서 유지되는 식탁인가. 기술이 제시하는 미래는 관리와 최적화의 언어로 구성되어 있다. 변수는 줄어들고, 오차는 최소화된다. 그러나 그 과정에서 예측 불가능했던 요소들, 계절의 차이와 우연성, 인간의 경험에서 비롯된 직관은 점점 설 자리를 잃는다. 식탁은 점점 더 완성도 높은 결과물이 되지만, 동시에 덜 생생한 경험이 될 위험을 안는다.

기술은 '가능성'을 제공하지만, 그 가능성을 어떤 방향으로 사용할지는 언제나 인간의 선택에 달려 있다. 세포 배양육과 스마트 팜은 하나의 선택지이지, 유일한 답은 아니다. 문제는 기술이 아니라, 기술이 기준이 되는 순간이다. 효율과 생산성이 모든 판단의 잣대가 될 때, 다른 가치들은 자연스럽게 뒤로 밀려난다.

미래의 식탁은 기술의 성취로 완성되는 것이 아니다. 그것은 그 기술을 어떻게 받아들이고, 어디까지 허용하며, 무엇을 남겨

둘 것인가에 대한 태도로 규정된다. 우리는 기술을 통해 더 많은 음식을 만들 수 있게 되었지만, 그 음식이 어떤 의미를 가질지는 여전히 스스로 결정해야 한다. 미래의 식탁은 이미 설계되고 있다. 다만 그 설계가 숫자와 데이터만으로 완성될지, 아니면 관계와 기억까지 포함할지는 아직 열려 있다.

효율로 재구성된 자연

스마트 팜은 농업을 하나의 효율적인 시스템으로 재구성한다. 햇빛과 물, 영양분은 데이터로 환산되고 온도와 습도는 자동으로 조절된다. 작물의 생장은 그래프와 수치로 예측되며, 생산 과정은 표준화된 프로토콜 안에서 관리된다. 계절의 변동은 인공적으로 완화되고, 병해와 기후 리스크는 기술적으로 통제된다. 실패 확률은 낮아지고, 생산은 안정된다. 이는 농업을 오랫동안 지배해 온 불확실성의 영역에서 꺼내어, 관리 가능한 산업의 영역으로 이동시키려는 시도다. 농업은 더 이상 자연에 의존하는 일이 아니라, 계획과 계산의 대상이 된다.

그러나 이 구조에서 농업은 점점 자연과의 대화라기보다 공정 관리에 가까워진다. 흙의 질감을 손으로 느끼고, 하늘의 변화를 읽으며, 오랜 경험 속에서 축적된 농부의 직관은 점차 주변부로 밀려난다. 자연은 함께 살아가는 상대가 아니라, 예측하고 통제해

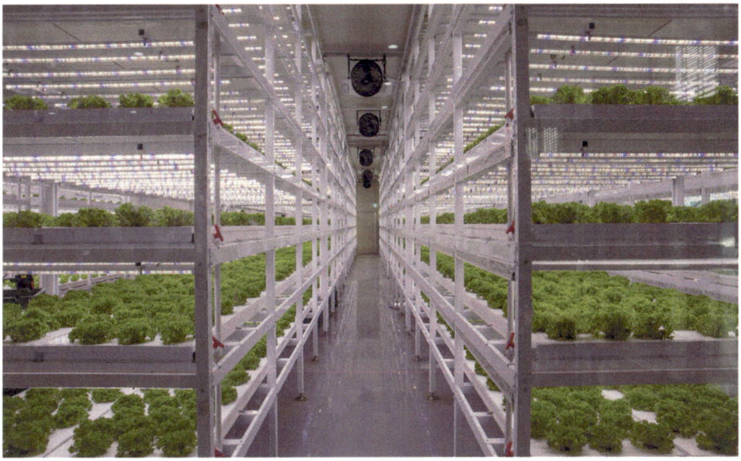

야 할 변수로 취급된다. 농부는 생산자이기보다 운영자가 되고, 농장은 생태계라기보다 설비가 된다. 이 변화는 반드시 부정적이라고 단정할 수는 없다. 많은 문제를 해결해 왔고, 앞으로도 해결할 것이다. 그러나 분명한 것은, 이 과정에서 농업이 지니고 있던 관계의 성격이 달라지고 있다는 점이다. 자연과 공존하는 행위였던 농사는, 점점 자연을 관리하는 작업으로 전환되고 있다.

세포 배양육 역시 비슷한 질문을 던진다. 그것은 동물의 생명을 단위화하고, 고기를 하나의 생산 가능한 소재로 재정의한다. 세포를 채취하고, 배양하고, 증식시키는 과정에서 고기는 더 이상 '자란 결과'가 아니라 '제조된 산물'이 된다. 도살을 거치지 않는 고기, 환경 부담을 크게 줄일 수 있다는 점에서 윤리적 설득력은 분명하다. 동물 복지와 탄소 배출이라는 문제 앞에서, 세포 배양육은 합리적이고 진보적인 해결책처럼 보인다.

하지만 동시에 우리는 묻게 된다. 고기가 더 이상 들판과 축사를 거쳐 온 것이 아니라, 실험실과 배양조에서 만들어질 때, 우리는 무엇을 먹고 있다고 느끼게 될 것인가. 음식은 여전히 자연의 일부로 인식될 수 있을까, 아니면 기술의 산물로 받아들여질까. 이 질문은 안전성이나 맛, 영양 성분의 문제가 아니다. 감각과 인식의 문제다. 우리는 음식을 통해 자연을 섭취한다고 느껴왔고, 살아 있는 세계와 연결되어 있다는 감각을 몸으로 확인해 왔다. 그 감각은 언제나 합리적이기보다는 경험적이었다.

음식은 언제나 생존 이상의 의미를 가져왔다. 그것은 단순히 칼로리를 섭취하는 행위가 아니라 자연의 순환에 참여하고 있다는 감각을 내면화하는 방식이었다. 계절에 따라 달라지는 맛, 해마다 조금씩 다른 수확, 예측할 수 없는 변동성은 불편함이자 동시에 생명성과 연결된 요소였다. 기술은 이 불편함을 제거하고 안정성을 제공하지만, 그 과정에서 음식이 지니던 생태적 감각까지 함께 정리해 버릴 가능성도 안고 있다.

기술이 이 연결을 완전히 대체할 수 있을지는 아직 확실하지 않다. 어쩌면 새로운 감각이 형성될 수도 있고, 전혀 다른 방식의 관계가 만들어질 수도 있다. 그러나 분명한 것은, 스마트 팜과 세포 배양육이 단순한 생산 기술을 넘어, 우리가 음식과 맺어온 인식의 구조 자체를 바꾸고 있다는 사실이다. 이 변화는 조용하지만 깊다. 그래서 이 기술들은 '무엇을 먹을 것인가'만이 아니라, '우리는 무엇과 연결되어 있다고 느끼며 먹을 것인가'를 함께 묻게 만든다.

기술은 해답이 아니라 조건이다

이 기술들이 문제인 것은 아니다. 문제는 그것들이 유일한 해답처럼 소비될 때 발생한다. 스마트 팜과 세포 배양육은 분명 혁신적이고, 때로는 필연적인 해결책처럼 보인다. 더 적은 자원으로 더 많은 식량을 안정적으로 생산할 수 있고, 기후와 질병이라는 불확실성을 최소화할 수 있으며, 환경 부담을 줄일 수 있다는 점에서 매력적이다. 그러나 이러한 효율과 지속 가능성의 논리가 절대적 기준으로 자리 잡으면, 다른 선택지들이 자연스럽게 밀려나고 사라진다. 전통적인 농업, 로컬 푸드, 슬로 푸드, 지역 기반 외식 경험 등은 점점 주변부로 밀리거나 '선택의 여지가 없는 옵션'으로 축소된다. 기술은 결코 기준이 아니라 도구여야 한다. 그것을 절대적 해결책으로 오인할 때, 우리는 기술의 장점을 넘어선 풍요와 의미를 동시에 잃게 된다. 하나의 방향이 모든 식탁을 설명할 수는 없다.

스마트 팜과 세포 배양육은 분명 중요한 선택지이지만, 그것이 모든 농업과 모든 외식을 대체해야 할 이유는 없다. 미래의 식탁은 기술로만 완성되지 않는다. 그것은 기술을 바라보는 인간의 태도와 가치 판단의 결과다. 우리는 어떤 음식을 허용할 것인지, 어떤 생산 방식을 지지할 것인지, 어떤 비용과 불편을 감수할 것인지 스스로 묻고 선택해야 한다. 효율과 윤리, 편리함과 기억, 안정성과 다양성 사이에서 끊임없이 저울질하며 균형을 찾아야 한다. 이러한 선택은 처음에는 개인의 취향처럼 보일 수 있지만, 반복되고 누적될수록 사회의 구조와 외식 산업의 기준을 형성한다. 우리는 결국 기술을 선택함과 동시에 인간으로서 지켜야 할 영역을 정의하는 셈이다.

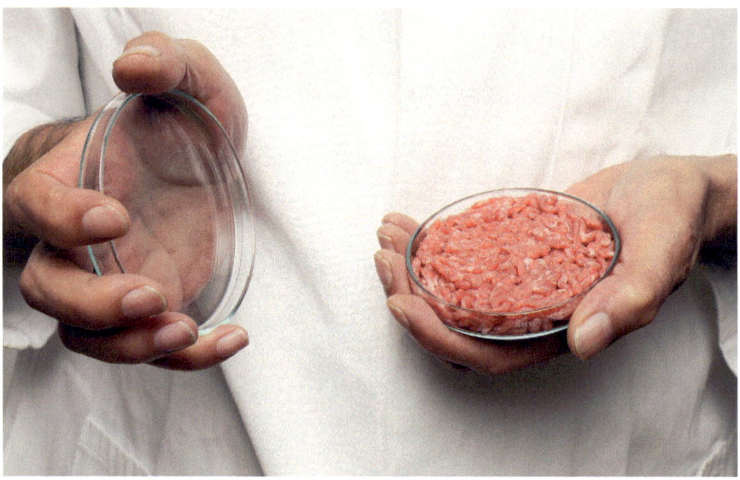

외식의 미래도 마찬가지다. 기술은 외식을 더 빠르고, 더 안정적으로, 더 예측 가능하게 만들 수 있다. 조리 과정은 자동화되고, 품질은 균질화될 것이다. 주문과 배달, 재료 관리까지 효율과 속도를 극대화하는 시스템이 자리 잡을 것이다. 그러나 그것이 외식의 전부가 될 수는 없다. 사람이 만든 음식이라는 감각, 음식을 만드는 과정에서 생기는 신뢰, 주방과 손님 사이에서 오가는 미묘한 관계, 예상치 못한 순간에 만들어지는 추억과 경험, 이 모든 것은 기술이 대체할 수 없는 영역이다. 외식은 단순히 음식을 제공하는 산업이 아니라, 시간을 공유하고 이야기를 나누는 경험이기 때문이다. 기술은 효율을 높이고 편리함을 제공할 수는 있지만, 외식이라는 경험의 의미까지 재현할 수는 없다.

결국 기술은 우리에게 묻는다. 우리는 무엇을 기술에 맡기고, 무엇을 인간의 영역으로 남길 것인가. 우리는 먹는 행위를 단순한 소비로 남길 것인가, 아니면 관계를 회복하고 경험을 쌓는 장으로 유지할 것인가. 어떤 음식을 먹느냐보다, 어떤 기준으로 선택하느냐가 더 중요하다. 효율과 편리함만을 기준으로 한 선택은 단기적 만족을 줄 수 있지만, 장기적으로는 관계, 기억, 경험, 그리고 사회적 구조를 함께 축소시킨다.

지속 가능성은 단순히 도착해야 할 목표가 아니라, 끊임없이 갱신하고 질문해야 할 기준이다. 기술이 제공하는 편리함과 효율

사이에서, 우리는 무엇을 우선할 것인가. 미래의 식탁은 이미 시작되었다. 이제 남은 것은, 그 식탁에 어떤 태도로, 어떤 마음으로, 어떤 기준을 가지고 앉을 것인가이다.

우리는 단지 먹는 것이 아니라, 선택하고, 판단하고, 관계를 만들어 가는 순간에 있다. 이 식탁에서 우리의 결정 하나하나는 단순한 개인의 선택이 아니라, 외식 문화와 사회의 미래를 함께 그려가는 행위다.

5

지속 가능성을 먹는 일상으로 가져오기

비건과 대체육, 제로 웨이스트, 로컬 푸드와 슬로 푸드, 미래 기술이 만들어낼 새로운 식탁까지. 제4부에서 살펴본 흐름은 모두 하나의 질문으로 수렴된다. 우리는 무엇을, 어떻게 먹을 것인가. 그러나 이 질문이 단순히 철학적 선택의 영역에 머물지 않는다는 점이 중요하다. 지속 가능성은 단순한 취향이나 윤리적 결정의 문제가 아니라, 우리의 일상과 연결된 구조적 문제다. 우리가 매일 무엇을 먹고, 어디서 구매하며, 어떤 방식으로 소비하는지는 개인적 선택처럼 보이지만, 실제로는 전체 식품 산업과 외식 구조, 그리고 환경과 사회적 조건까지 연결된 복합적 행위다.

외식 산업과 식품 시스템은 거대하다. 글로벌 공급망은 수많은 농가, 유통업체, 식당, 배달 서비스, 소비자를 연결하며, 그 네트워크 안에서 한 사람의 선택이 전체 구조를 완전히 바꾸기는 어렵다. 하지만 중요한 점은 선택의 누적 효과다. 만약 다수의 소비자가 친환경 포장을 선호하거나, 지역 농산물을 구매하고, 배달보다는 직접 조리하는 선택을 반복한다면, 이 작은 점들이 점점 선이 되고, 선이 모이면 면이 되어 시장의 신호와 구조적 변화를 만들어낸다.

이 신호는 단순히 수요의 변화만 의미하지 않는다. 그것은 공급자에게 새로운 가능성을 제시하는 선택이다. 농가는 지역성과 계절성을 반영한 작물 재배를 늘릴 수 있고, 외식업체는 로컬 푸드와 슬로 푸드를 중심으로 한 메뉴 개발에 투자할 수 있으며, 배달 플랫폼은 다회용 용기 시스템과 친환경 패키징 도입을 검토하게 된다. 매일의 한 끼, 장바구니 속 식재료, 배달 앱에서의 주문 하나하나가 결국 외식 산업과 식품 유통 구조를 반영하고, 조금씩 바꾸는 힘이 된다.

또한, 이러한 선택은 개인과 사회, 환경을 연결하는 경험이기도 하다. 단순히 음식을 소비하는 행위를 넘어, 우리는 자연과 농업, 지역사회와 생산자의 얼굴을 다시 떠올리게 된다. 로컬 푸드를 선택할 때 우리는 '이 재료는 어디에서 왔고, 누가 만들었는가'를 생각하고, 제로 웨이스트 용기를 선택할 때는 '이 행동이 쓰레기와 환경에 어떤 영향을 줄까'를 고민하게 된다. 기술 기반 식품 선택, 예를 들어 세포 배양육을 구매할 때는, 효율과 환경, 윤리와 맛 사이의 균형을 저울질하게 된다. 이렇게 일상의 선택 하나 하나가 윤리적, 구조적, 환경적 고민을 포함하게 되는 순간, 식탁은 단순한 배를 채우는 장소가 아니라 생각과 책임이 결합된 경험의 장으로 확장된다.

결국, 지속 가능한 식탁은 먼 미래의 이상이 아니라 지금 우리가 매일 하는 선택 속에 이미 놓여 있는 현실적 가능성이다. 매일의 한 끼가, 작은 장보기와 외식 선택이, 단순히 개인의 만족을 넘어서 사회적·환경적 신호를 만들고, 구조를 바꾸는 연결 고리가 된다. 그리고 이러한 연결 고리의 누적이 모여, 외식 산업과 식품 시스템을 조금씩, 그러나 확실하게 변화시킨다.

작은 선택, 큰 신호

그러나 소비자의 역할에는 분명한 한계가 존재한다. 제로 웨이스트 용기나 친환경 인증 식재료를 선택하는 것은 이상적으로 들리지만, 현실에서는 종종 비용과 시간, 접근성이라는 장벽에 부딪힌다. 대형마트에서는 친환경 포장재가 일반 포장보다 비싸거나, 로컬 농산물은 대규모 유통망을 통해 쉽게 구할 수 없을 때가 많다. 배달 서비스를 이용할 때 다회용 용기를 선택하려면 반납 과정이나 추가 비용을 감수해야 하고, 집에서 직접 요리하려면 시간과 에너지가 필요하다. 이렇게 편리함과 가격, 맛과 지속 가능성 사이에서 소비자는 매일 갈등하게 된다.

이 상황에서 중요한 것은 완벽함이 아니라 '의식적인 타협'이다. 모든 선택이 이상적일 수 없다는 사실을 받아들이고, 현실적인 조건 속에서 조금씩 더 나은 방향을 선택하는 것이다. 예를 들어, 배달 음식을 선택할 때 완전히 제로 웨이스트를 달성하지 못하더라도 다회용 용기를 일부라도 사용하거나, 가능한 한 지역 재료가 포함된 메뉴를 고르는 것만으로도 의미가 있다. 장보기에서 모든 제품을 유기농이나 로컬로 바꾸지 못하더라도, 일부라도 선택함으로써 시장에 신호를 보내는 것이다. 이렇게 작은 선택의 누적은 단순한 개인적 실천을 넘어 더 큰 구조적 변화를 가능하게 하는 힘이 된다.

우리는 또한 또 다른 함정과 마주한다. 지속 가능성은 종종 개인의 도덕적 책임으로 환원된다. 쓰레기를 줄이지 않거나, 비건 메뉴를 선택하지 않으면 윤리적 결함처럼 평가받는 사회적 압력이 존재한다. 하지만 실제 문제는 시스템 자체에 있다. 배달 플랫폼의 구조적 한계, 글로벌 식품 유통망의 탄소 배출, 가격 경쟁에 내몰리는 농가와 음식점의 현실, 대량 생산과 표준화로 인해 선택지가 제한된 상황. 개인의 의지나 노력이 아무리 강해도, 이러

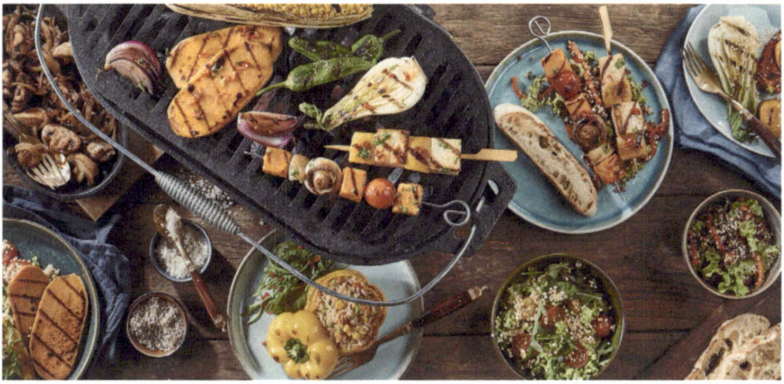

한 구조적 제약을 넘어서는 것은 쉽지 않다. 따라서 소비자의 책임은 단순히 '잘해야 한다'는 도덕적 압박이 아니라, 시스템 안에서 실현 가능한 행동을 찾아내고 선택하는 전략적 판단으로 재정의될 필요가 있다.

실제로 일상에서 지속 가능한 선택은 매우 구체적이고 현실적인 문제와 맞닿아 있다. 장보기에서는 제품의 가격, 포장재, 운송거리, 유통 과정까지 고려해야 하고, 외식에서는 메뉴의 원재료, 계절성, 조리 과정의 투명성을 판단해야 한다. 배달을 이용할 때는 다회용 용기 사용 여부, 포장재 재활용 가능성을 확인하며, 남은 음식 처리까지 고민해야 한다.

비건 메뉴를 선택할 때는 맛과 가격, 포만감 사이에서 균형을 잡아야 하고, 로컬 푸드를 구매할 때는 계절성과 신선도를 고려해야 한다. 쓰레기를 줄이려는 노력과 위생, 편리함 사이에서 균형을 찾는 선택 역시 매번 쉽지 않다.

결국 지속 가능한 식습관은 이상만을 좇는 것이 아니라, 현실 속에서 타협하며 조금씩 구조적 변화를 만들어가는 실천이다. 완벽함을 목표로 삼기보다는, 가능한 범위 내에서 조금 더 책임감 있는 선택을 반복하고, 그 선택이 누적되어 시장과 산업, 사회 구조에 신호를 보내도록 하는 것이 핵심이다. 한 끼, 한 장보기, 한 배달이 모이면 개인의 작은 행동이 사회적·환경적 영향력을 갖게 되고, 점차 시스템과 외식 산업의 흐름을 바꾸는 힘으로 작동할 수 있다.

개인과 시스템의 공명

결국, 지속 가능한 외식과 식탁은 개인과 시스템이 함께 움직일 때만 가능하다. 소비자는 매일의 선택을 통해 시장과 산업에 신호를 보내고, 외식 업계와 식품 시스템은 그 신호를 받아 구조를 조정한다. 예를 들어, 플랫폼과 배달 서비스는 다회용 용기 회수 시스템을 도입하고, 재활용 가능 포장을 늘릴 수 있으며, 농가는 계절과 지역성을 존중하는 생산 방식을 확대할 수 있다. 작은 소비자의 행동이 점 하나에 불과해 보여도, 이 점들이 모이면 선이 되고, 선이 모이면 면이 된다. 즉, 한 끼, 한 장바구니, 한 배달이 쌓이면, 우리가 매일 먹는 행위는 단순한 소비를 넘어 사회적·

환경적 영향력으로 확장된다.

이 과정에서 중요한 것은 선택과 책임 사이의 긴장을 인식하는 일이다. 편리함과 지속 가능성, 가격과 윤리, 맛과 기억 사이에서 균형을 잡는 일상의 전략이 필요하다. 완벽하게 '지속 가능한 식사'를 구현할 수 없다는 사실을 받아들이는 것이 오히려 중요한 출발점이다. 우리는 모든 선택에서 이상적인 결과를 기대할 수 없지만, 조금 더 의식적인 선택을 반복하는 것만으로도 구조적 변화를 만드는 가능성을 키울 수 있다. 예를 들어, 매일 장을 볼 때 일부 제품만이라도 로컬과 계절성을 고려하거나, 배달 음식을 선택할 때 다회용 용기 사용을 실천하는 것. 이런 작은 행동은 처음에는 미미해 보여도, 장기적으로 시장의 패턴과 공급망에 영향을 준다.

강조하고 싶은 점은 이것이다. 지속 가능한 식탁은 먼 미래의 목표가 아니라, 지금 이 순간 우리의 선택 속에 이미 놓여 있다. 오늘 점심 메뉴를 고르는 순간, 장을 보는 순간, 남은 음식을 처리하는 순간에도 우리는 선택의 힘을 행사하고 있다. 작은 행동 하나하나가 모이면 외식과 식품 시스템의 미래를 조금씩 바꿀 수 있다. 선택과 책임은 거창한 선언이 아니라, 매일 반복되는 구체적인 실천이다. 우리가 이 선택을 얼마나 의식적으로 하고, 얼마나 체계적으로 연결하느냐가 지속 가능한 식탁의 핵심이다.

비건과 대체육이 보여준 미래의 가능성, 제로 웨이스트가 드러낸 구조적 모순, 로컬과 슬로 푸드가 제시한 관계의 회복, 그리고 스마트 팜과 세포 배양육 등 미래 기술이 약속하는 선택지. 이 모든 흐름은 각기 다른 방향과 속도를 가지지만, 공통점은 하나다. 그것은 결국 '어떤 기준으로 선택할 것인가'라는 문제다. 지속 가능한 식탁은 기술, 제도, 철학 그 자체가 아니라, 이 모든 선택을 일상에서 구체적으로 적용하는 개인의 실천 위에 성립한다.

한 끼의 식사, 한 장의 장바구니, 한 번의 배달이 모여 사회적 구조와 환경적 흐름을 바꿀 수 있다는 사실을 기억할 때, 우리는 단순한 소비자가 아니라 지속 가능성을 구현하는 주체가 된다. 지속 가능한 외식과 식탁은 결코 먼 이상이 아니며, 바로 오늘, 지금 우리의 선택 속에서 만들어지는 현실임을 깨닫는 것이야말로 가장 중요한 출발점이다.

5

다시, 어떻게 먹을 것인가

1

취향은 어떻게 훈련되는가

취향은 타고나는 것이 아니라 길러진다. 우리는 흔히 “입맛은 개인적이다”라고 말하지만, 그 입맛이 형성되는 과정은 놀랄 만큼 사회적이다. 무엇을 자주 먹었는지, 어떤 환경에서 처음 접했는지, 실패해도 다시 시도할 여유가 있었는지. 취향은 선택의 결과라기보다, 반복과 노출, 허용된 경험의 총합에 가깝다.

초연결 시대의 식탁에서 취향은 더 이상 자연스럽게 길러지지 않는다. 그것은 관리되고, 최적화되며, 예측된다. 알고리즘은 우리가 무엇을 좋아하는지 묻지 않는다. 대신 “당신은 이런 것을 좋아할 사람”이라고 가정하고, 그 가정은 과거의 선택에서 비롯되며, 다시 추천으로 강화된다. 이 순환 속에서 취향은 점점 안정되지만, 동시에 경직된다.

취향이 훈련되지 않는 가장 큰 이유는 실패의 부재다. 실패 없는 선택은 편리하지만, 취향을 성장시키지 않는다. 늘 만족스러운 맛, 늘 익숙한 구성, 늘 비슷한 가격대. 이런 환경에서는 판단이 필요 없다. 판단이 필요 없다는 것은 곧 기준이 자라지 않는다는 뜻이다. 우리는 더 이상 "이 맛이 왜 좋은가"를 생각하지 않고, "실패하지 않을 것인가"만을 확인한다.

실패와 불편함, 취향의 시작점

취향의 훈련은 불편함에서 시작된다. 처음에는 이해되지 않는 맛, 낯선 식감, 설명하기 어려운 향. 이런 경험은 즉각적인 만족을 주지 않는다. 오히려 약간의 거부감을 동반한다. 그러나 바로 그 지점에서 사고가 개입한다. 왜 낯선가, 무엇이 다른가, 내가 익숙한 기준은 무엇인가. 이런 질문들이 쌓이면서 취향은 서서히 형태를 갖춘다.

예를 들어, 처음 먹는 전통 발효 음식이나 향신료가 강한 이국적 요리는 불편할 수 있다. 처음에는 싫어할 수도 있지만, 반복적으로 접하고 경험을 비교하다 보면 자신만의 판단 기준이 생긴다. "이 향신료는 이 정도가 적당하다" "이 발효 맛은 어느 정도 숙성되어야 좋다"와 같은 미묘한 차이를 구분할 수 있게 된다. 취향은 단순한 선호가 아니라, 세밀하게 차이를 인식하는 감각의 근육이 만들어지는 과정이다.

문제는 현대의 외식 환경이 이 과정을 허락하지 않는다는 데 있다. 메뉴판은 친절해졌고, 설명은 과도해졌으며, 추천은 앞서 나간다. 우리는 음식을 해석할 필요 없이 소비할 수 있다. 결과적으로 취향은 스스로 판단하는 능력이 아니라, 제공된 옵션 중에서 고르는 기술로 축소된다.

속도를 늦추는 훈련: 반복과 기억의 힘

취향의 훈련은 편안함과 익숙함에서 벗어날 때 시작된다. 우리가 익숙하게 느끼는 음식, 늘 선택하는 메뉴, 예상 가능한 맛과 질감은 만족감을 주지만, 취향을 확장하거나 정교화하지는 않는다. 처음 접하는 맛, 낯선 식감, 설명하기 어려운 향은 불편함을 동반한다. 사람들은 흔히 이런 경험에서 즉시 만족을 기대하지만, 불편함이 존재하는 순간이 바로 학습과 성장의 기회다.

발효가 강하게 된 김치나 치즈, 숙성된 된장, 전통 장류와 같은 음식들은 처음에는 강한 냄새와 낯선 맛 때문에 거부감을 줄 수 있다. 그러나 이를 반복적으로 경험하고 비교하며, 다양한 음식과 접목시키다 보면, 우리는 단순히 '좋다/싫다'를 넘어서 맛과 향의 차이, 강도, 조화를 세밀하게 구분하게 된다. 이 과정에서 자연스럽게 취향은 단순한 선호가 아니라, 감각의 근육과 판단 기준으로 자리 잡는다.

낯선 경험이 중요한 이유는 바로 사고의 개입 때문이다. 불편함은 우리를 질문하게 한다. 왜 이 맛이 낯선가? 무엇이 다른가? 내 기준은 무엇인가? 이러한 질문들은 단순히 음식 경험을 넘어, 우리의 판단력을 확장한다. 사람들은 반복적으로 낯선 경험을 겪으며, 기존의 기준과 새로운 경험을 비교하고, 이를 통해 자신만의 세밀한 기준을 만들어낸다.

예를 들어, 향신료가 강한 이국적 음식인 인도 커리, 태국의 톰얌, 멕시코의 치폴레는 처음 접했을 때 당혹감을 줄 수 있다. 하지만 반복적으로 접하고, 맛과 향의 강도를 조정하며 비교하다

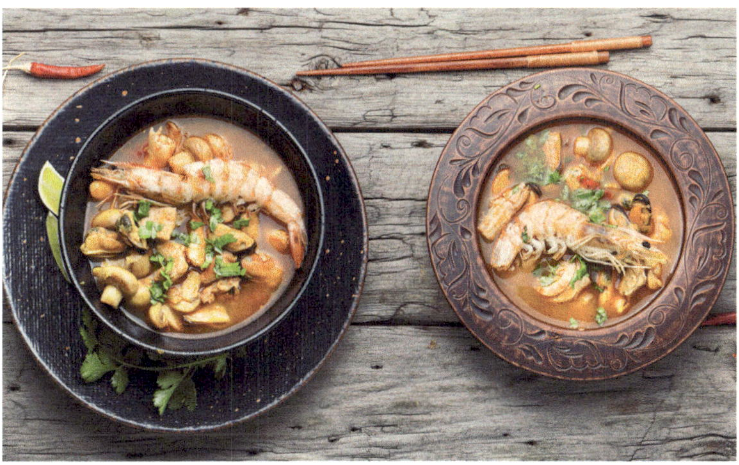

보면, 우리는 자연스럽게 "이 향신료는 적당하다", "이 조합은 내게 맞다"와 같은 판단 기준을 형성한다. 단순히 '좋다/싫다'를 넘어, 세밀한 차이를 감지할 수 있는 능력이 생기는 것이다.

이 과정은 단순한 미각적 학습이 아니다. 감각의 세밀화다. 맛과 향, 질감, 온도, 농도, 조리법 등 여러 요소를 통합적으로 평가하는 능력이다. 이는 음식에 국한되지 않고, 선택 전반에 적용된다. 우리는 음식 경험을 통해 자신의 판단 기준과 경험치를 넓히고, 나아가 다른 선택(음악, 영화, 예술, 생활 습관 등)에서도 미묘한 차이를 인식할 수 있는 눈을 기르게 된다.

문제는 현대의 외식 환경이 이러한 과정을 허락하지 않는다는 점이다. 메뉴판은 점점 친절해지고, 음식의 재료와 맛을 과도하게 설명하며, 추천 기능은 이미 우리가 좋아할 만한 것을 미리 정해놓는다. 사람들은 이제 음식을 스스로 해석하거나 탐색할 필요 없이, 제공된 옵션 중에서 고르는 기술만을 사용하게 된다. 결과적으로 취향의 발달은 줄어들고, 선택은 안전하지만 제한된 영역으로 축소된다.

배달 앱과 스마트 메뉴 추천 시스템은 편리함을 제공하지만, 동시에 우리가 실패하거나 새로운 것을 시도할 기회를 줄인다. "이 음식은 당신이 좋아할 거예요"라는 문구는 단순한 안내를 넘어, 경험의 범위를 제한하는 장치가 된다. 반복되는 추천과 편리한 선택은 우리가 새로운 맛을 경험하고 비교할 기회를 박탈한다.

또한, 현대의 외식 환경은 시간과 비용에 대한 압박이 크다. 직장인과 학생들은 짧은 점심 시간과 제한된 예산 속에서 선택을 강요받는다. 이때 사람들은 위험을 회피하고 실패 가능성을 최소화하려는 선택을 하게 된다. 결과적으로 취향의 훈련은 지연되고, 얕아지며, 안전하게 안정된 영역에 머무르게 된다.

취향의 형성과 훈련은 개인의 문제만이 아니다. 사회적, 문화적 환경과 깊게 연결되어 있다. 어떤 음식에 노출되는 경험, 가정에서의 식사습관, 주변 친구와 가족의 선택, 그리고 미디어와 마케팅은 취향을 만드는 중요한 요소다.

예를 들어, 특정 향신료나 재료가 풍부한 문화권에서 자란 사람들은 어릴 때부터 다양한 맛을 경험하며 세밀한 기준을 형성한다. 반대로 단조로운 음식 환경에서 자란 사람들은 새로운 맛에 대한 거부감이 크다. 현대 사회에서 글로벌 외식 체인과 알고리즘 기반 추천은 전 세계적으로 취향을 표준화하려는 압력을 강화한다. 이는 개별 경험과 탐색을 통해 형성되는 취향의 다양성을 줄인다.

즉, 취향 훈련은 개인적 선택과 더불어 사회적 환경과 구조적 조건에 의해 결정된다. 음식 경험의 다양성과 실패 가능성을 허용하는 사회적 공간이 줄어들면, 취향 역시 자연스럽게 제한된다.

알고리즘 이후의 식탁에서 취향 훈련하기

알고리즘 이후의 식탁에서 취향을 훈련하는 일은 작지만 정치적인 행위다. 그 이유는 명확하다. 현대의 외식 환경과 디지털 추천 시스템은 우리의 선택을 편리하고 안전한 방향으로 안내한다. 알고리즘은 우리의 과거 선택을 기반으로, "당신은 이 음식을 좋아할 것"이라고 미리 결정해주지만, 그 과정에서 우리는 새로운 경험을 접할 기회를 상실한다. 다시 말해, 우리는 점점 예측 가능한 자신 안에 갇히게 된다. 이러한 구조 속에서 단순히 메뉴를 고르는 행위조차, 스스로 생각하고 판단하는 능력을 유지하려는 작은 정치적 저항이 될 수 있다.

이 정치적 행위는 거창하거나 급진적일 필요가 없다. 한 끼 식사 앞에서 잠시 멈추고, 스스로에게 질문하는 순간으로 충분하다. 지금 내가 고르는 메뉴는 편리해서 선택한 것인가, 아니면 진정으로 궁금해서 선택한 것인가? 내가 선택한 이유를 의식적으로 돌아보는 것 자체가, 취향을 훈련하고 확장하는 시작점이다.

취향은 한 번의 경험으로 형성되지 않는다. 반복과 누적, 그리고 의식적 성찰이 모여야 단단해진다. 여기서 중요한 전략은 작은 실험을 생활 속에서 꾸준히 시도하는 것이다. 예를 들어, 매주 새로운 재료를 사서 요리해보거나, 평소 가보지 않던 음식점을 방문하는 것, 조리법이나 향신료를 조금씩 바꾸어 보는 것 모두 작은 실험이 된다. 처음에는 어색하고 실패할 수 있지만, 반복되는 경험은 감각을 섬세하게 만들고, 음식에 대한 판단 기준을 조금씩 정교화한다.

작은 시도는 단순히 미각적 학습에 그치지 않는다. 자율성과 자신감을 길러준다. 우리는 더 이상 메뉴판이나 앱의 추천에 의존해 안전하게 선택하기만 하지 않는다. 대신 자신의 기준을 기반으로 선택하고, 만족과 불만족을 분석하며, 경험을 기억하고 비교한다. "이 향신료 조합이 내게 맞는가?", "이 음식의 식감은 예상과 어떻게 다른가?"와 같은 질문이 반복되면서, 선택의 폭과 깊이는 점점 넓어진다.

또한, 작은 실험은 예측 가능한 만족을 넘어서는 경험을 만들어낸다. 우리는 새로운 맛, 질감, 조리법과 마주하면서 자신도 몰

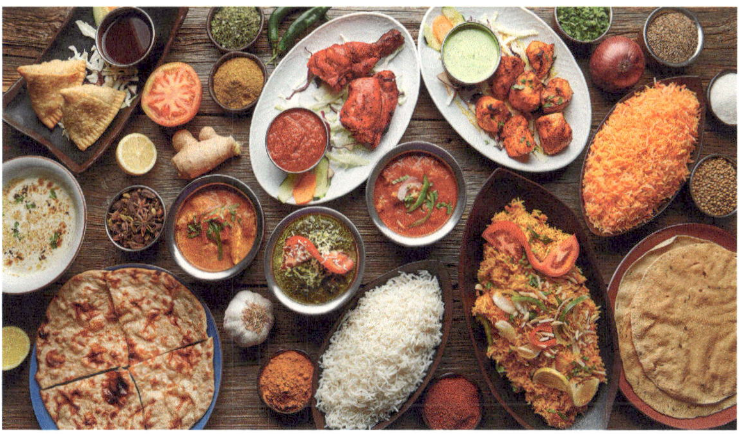

랐던 취향과 감각을 발견하게 된다. 이는 단순한 즐거움을 넘어서, 자신만의 감각적 언어를 만드는 과정이다. 음식 선택에 대한 자율성과 자신감은 한 끼 식사 안에서 시작되지만, 점차 일상의 다른 선택에도 확장된다. 어떤 음악을 듣고, 어떤 영화나 책을 선택하며, 어떤 공간을 경험할지에 대한 판단력까지 자연스럽게 강화된다.

취향 훈련의 핵심은 결국 속도와 안전지대에서 벗어나는 용기와 경험을 기억하고 성찰하는 반복이다. 우리는 편리함과 익숙함 속에서 즉각적인 만족만을 추구하기 쉽다. 그러나 취향을 확장하고 감각을 단단하게 만드는 사람들은 그 속도를 의도적으로 늦춘다. 새로운 경험을 천천히 음미하고, 무엇이 낯설고 무엇이 익숙한지 세심하게 관찰한다.

이 과정에서 실패나 불만족은 필수적이다. 처음 접하는 음식에서 실망할 수 있지만, 그것은 학습의 일부다. 실패를 기록하고 분석하면, 다음 선택에서 더 정교한 판단이 가능해진다. 반복과 성찰을 통해 우리는 단순한 취향이 아니라, 판단 근육을 강화한다. 이는 음식 경험에만 국한되지 않고, 삶 전반에서 의식적 선택을 가능하게 하는 능력이다.

알고리즘과 디지털 추천 시스템은 편의와 안전을 제공하지만, 우리의 판단력을 약화시키고 취향의 다양성을 제한한다. 이러한 환경 속에서 취향 훈련은 단순한 미각적 경험을 넘어, 자신만의 선택 기준을 확립하고, 예측과 통제에서 벗어나 사고하는 힘을 기르는 과정이 된다. 우리가 스스로 질문하고, 낯선 경험을 시도하며, 반복적으로 성찰할 때, 알고리즘은 더 이상 우리의 경험을 제한하는 틀로 기능하지 않는다. 오히려 우리가 만든 판단 기준과 취향이 알고리즘과 공존하며, 기술을 도구로 활용하는 능력을 제공한다.

즉, 취향 훈련은 자율적 판단, 경험 기반 선택, 자기 신뢰의 회복이라는 정치적 의미를 가진다. 한 끼 식사 앞에서 멈추고, 스스로 묻고, 낯선 경험을 받아들이며, 반복해서 기억하는 행위는 작지만 강력한 저항이자 성장이다. 이는 단순히 음식의 맛을 즐기는 차원을 넘어, 우리가 스스로 사고하고 선택하는 인간으로서의 능력을 확립하는 방법이다.

결국, 취향 훈련은 완성되지 않는다. 그것은 끊임없이 흔들리고, 수정되며, 갱신된다. 정답을 찾는 것이 아니라, 판단하는 근육을 유지하고, 경험을 통해 스스로의 기준을 발전시키는 것이 핵심이다. 일상의 작은 실험과 반복적 성찰을 통해, 우리는 음식 선택뿐 아니라 삶의 여러 영역에서 자율적 판단력을 갖추게 된다.

한 끼 식사, 새로운 재료, 향신료 실험, 익숙하지 않은 음식점 방문 등 모든 작은 시도가 쌓이면 취향은 단단해지고 선택의 자율성과 자신감이 생긴다. 알고리즘이 제시하는 편의와 예측을 넘어, 우리는 스스로 사고하고 선택하는 힘을 기르게 된다. 속도와 안전지대에서 벗어나는 용기, 경험을 기억하고 성찰하는 반복, 그리고 작은 실험을 지속하는 삶의 태도. 이것이 현대 식탁에서 취향을 훈련하는 진정한 의미다.

2

예측 가능한 만족과 기억에 남는 식사의 차이

우리는 종종 실패하지 않기 위해 먹는다. 메뉴를 고르기 전에 별점을 확인하고, 사진을 확대하며, “무난하다”는 평가에 안도한다. 돈과 시간을 쓰는 일에서 실패를 피하고 싶은 마음은 자연스러운 합리성이다. 하지만 이 합리성은 동시에 하나의 전제를 만든다. 맛있는 경험은 실패하지 않아야 한다. 그리고 이 전제가 강해질수록, 기억에 남는 식사는 점점 드물어진다.

예측 가능한 만족은 산업이 가장 좋아하는 상태다. 일정한 맛, 일정한 온도, 일정한 반응. 누구에게나 크게 거슬리지 않고, 불평을 만들지 않는 음식. 이 음식은 언제나 ‘괜찮다’. 그러나 ‘괜찮음’은 오래 남지 않는다. 우리는 어제 먹은 무난한 한 끼를 잘 기억하지 못한다. 만족은 있었지만, 이야기가 없었기 때문이다.

실패 없는 음식과 감각의 둔화

기억에 남는 식사는 대부분 약간의 불편함을 동반한다. 처음에는 낯설고, 때로는 당황스럽다. 음식이 너무 시거나 지나치게 쓴 맛이 날 수 있고, 질감이 어색하거나 익숙하지 않은 조합에 놀라기도 한다. 익숙하지 않은 향신료나 발효 음식, 강한 향의 치즈나 국물, 낯선 식감의 해산물은 처음 접했을 때 불편함을 준다. 이런 순간, 우리는 본능적으로 "이게 맞나?"라는 질문을 먼저 떠올린다. 그러나 바로 그 질문이 경험의 시작이다. 우리는 판단하고, 비교하고, 사고한다. 음식은 단순히 입으로 넣는 결과물이 아니라, 머리와 몸을 함께 움직이는 해석의 대상이 된다.

이 과정에서 중요한 개념이 바로 '실패할 권리'다. 실패할 권리란, 음식이 기대에 미치지 못하거나 맛이 이상하게 느껴질 가능성을 허용하는 권리다. 때로는 음식이 맛없거나, 향이 과하거나, 예상과 전혀 다르게 나와도 된다. 소비자에게는 불안과 의문을 주지만, 경험이라는 관점에서는 필수 조건이다. 실패의 가능성이 제거된 식사는 안전하지만 닫혀 있다. 예측 가능한 맛은 안심이 되지만, 감각과 판단이 확장될 기회를 제공하지 않는다. 반대로 실패를 허용하는 식사는 열린 경험이다. 그 안에서 우리는 예상치 못한 방향으로 움직일 수 있으며, 새로운 맛을 이해하고 비교하며 자신의 기준을 세울 수 있다.

현대의 외식 시스템은 이러한 실패의 여지를 점점 축소한다. 추천 알고리즘은 소비자가 메뉴를 선택할 때 실패할 가능성을 최소화하도록 설계된다. 메뉴판과 상세 설명은 오해의 여지를 제거하고, 리뷰는 낯선 선택을 경고한다. 우리는 점점 더 '틀리지 않는 선택자'가 된다. 하지만 틀리지 않는 선택자가 되면, 배우는 기회를 잃는다. 무엇이 좋은지보다는 무엇이 안전한지만 알게 된다. 우리는 반복적으로 안전한 선택을 이어가며, 결국 미각과 취향의 범위를 좁히고, 경험의 폭을 제한하게 된다.

이런 환경에서는 강한 자극이 빠르게 소비되고, 그 강함이 기준이 된다. 단맛, 짠맛, 강한 향신료, 강렬한 조리법. 이런 자극은 순간적 만족을 주지만, 기억과 미각을 덮어버린다. 다음 선택은 이전보다 더 강해야 하고, 그렇지 않으면 심심하게 느껴진다. 결과적으로 미각은 성장하지 않고, 점점 둔감해진다. 반복된 안전한 경험은 판단의 근육을 약화시키고, 새로운 경험을 시도하는 용기를 감소시킨다.

반대로, 실패를 포함한 경험은 감각과 판단을 세밀하게 만든다. 기대에 못 미친 맛, 이해되지 않는 조합, 호불호가 극명하게 갈리는 접시. 즉각적인 만족은 없지만, 우리는 그 경험을 통해 기준을 세운다. "나는 이런 쓴맛은 싫어한다." "이 산미는 나중에 좋았다." "이 향신료의 조합은 나에게 맞지 않는다." 이러한 반복된 경험과 성찰을 통해 우리는 단순한 선호를 넘어 취향을 형성하고 감각을 훈련하게 된다.

뿐만 아니라, 이런 경험은 단순한 맛의 판단을 넘어 문화적·사회적 감각을 확장한다. 예를 들어, 처음 먹는 이국적 음식은 이해되지 않는 향과 질감으로 시작하지만, 반복해서 경험하면서 우리는 그 음식이 속한 문화의 조리법과 맥락을 이해하게 된다. 단순히 음식의 맛을 판단하는 것이 아니라, 재료와 조리법, 향과 식감의 조화를 비교하고 분석하며, 자기 기준과 세계적 기준 사이의 균형을 맞추게 된다. 결국, 실패를 포함한 경험은 단순한 미각의

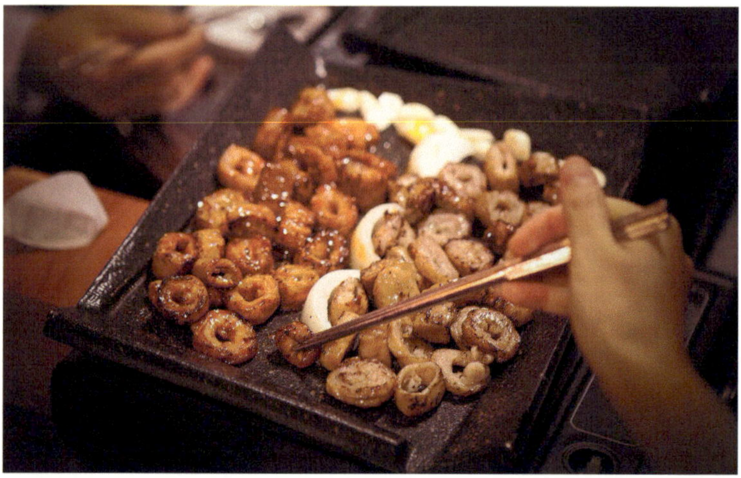

문제가 아니라, 판단과 사고, 문화적 이해의 근육을 함께 길러주는 과정이다.

기억에 남는 식사는 그래서 약간의 불완전함과 혼란, 불안함을 담고 있다. 그리고 바로 그 불편함이 감각을 깨우고, 판단을 요구하며, 취향을 확장한다. 실패할 권리가 허용될 때, 우리는 단순한 소비자가 아니라, 능동적으로 경험을 만들고 평가하는 존재가 된다. 미묘한 차이를 감지하고, 자신의 선호와 기준을 지속적으로 조정하며, 새로운 경험과 기존 경험을 비교하는 과정 속에서 진정한 맛의 기억이 형성된다.

기억에 남는 식사와 문화적 맥락

외식의 역사에서 기억에 남는 음식들은 대개 처음부터 환영받지 않았다. 날생선의 날것, 발효된 냄새가 강한 음식, 쓴 채소, 매운 향신료, 독특한 질감의 식재료. 이런 음식들은 한때 위험했고, 낯설었으며, 때로는 실패로 간주되었다. 생선을 날것으로 먹는다는 것은 위생 문제와 맞물려 위험으로 여겨졌고, 발효된 치즈나 채소의 강한 향은 거부감으로 인식되었다. 쓴맛과 매운맛은 일부 문화권에서는 미각적 즐거움으로 자리 잡았지만, 다른 문화권에서는 낯선 경험으로 여겨졌다.

그러나 이러한 '실패'로 여겨진 경험이 반복되면서, 사람들은 조금씩 익숙해지고, 그 과정을 통해 판단과 감각을 확장했다. 발효 음식은 이제 풍미와 깊이를 주는 중요한 조리법으로 자리 잡았고, 매운 향신료는 지역적 정체성을 드러내는 상징이 되었다. 오늘날 우리가 '정통'이라고 부르는 음식과 조리법은 어제의 '이해할 수 없음'에서 시작되었다. 음식이 문화로 자리 잡기 위해서는 처음의 실패와 낯섦을 경험한 사람들이 있었기에 가능했다. 이 경험의 반복이 바로 맛과 문화의 누적적 기억을 만들어낸 것이다.

그렇다면, 실패할 권리는 소비자에게만 필요한 것이 아니라는 점이 중요하다. 만드는 사람, 즉 셰프와 생산자에게도 필수적이다. 실패가 허용되지 않는 환경에서는 새로운 시도가 사라진다. 레스토랑에서 메뉴가 모두 데이터와 리뷰에 기반해 설계되고, 소비자 입맛에 최적화되어야 한다면, 셰프는 더 이상 창의적 제안을 하지 못한다. 메뉴는 검증된 조합만 반복되고, 창작은 작은 변주로 축소된다. 이렇게 되면, 음식은 질문을 던지지 않는다. 이미 답을 알고 있기 때문이다. 실험과 실패의 공간이 사라진 식당에서는 혁신이 줄어들고, 음식 경험은 점점 단조로워진다.

기억에 남는 식사는 언제나 약간의 불완전함을 포함한다. 그날의 날씨, 온도, 함께한 사람, 내 몸의 상태, 주변 환경, 음식의 미묘한 차이까지. 이러한 변수들이 조합될 때, 식사는 단순한 '섭취'

가 아니라, 그 순간과 연결된 체험적 기억이 된다. 완벽하게 통제된 음식은 안정적이고 예측 가능하지만, 삶과 겹치지 않는다. 안정성은 마음을 편하게 하지만, 경험을 풍부하게 만들지는 못한다. 반대로, 약간의 어긋남이 있는 식사는 그날의 사건과 기억과 결합한다. 음식의 맛뿐 아니라, 경험 전체가 기억에 남게 되는 것이다.

또한, 이러한 실패와 불완전함은 음식에 대한 이야기와 서사를 만든다. 예를 들어, 처음에는 거부감이 들었던 발효 음식이 시간이 지나면서 '이제는 익숙하고 맛있다'고 느끼게 될 때, 우리는 단순한 맛을 넘어 자신의 경험과 성장을 기억하게 된다. 같은 음식도 사람마다, 상황마다 다르게 기억된다. 친구와 나눈 대화, 가족과의 식사, 여행지에서의 낯선 맛. 이런 요소들은 음식과 결합되어, 단순한 영양 섭취를 넘어서는 의미를 만들어낸다.

더 나아가, 실패를 허용하는 환경은 음식 문화와 산업 전반의 창의성과 혁신을 유지하게 한다. 셰프가 새로운 조합을 시도하고, 생산자가 실험적인 재료를 재배하며, 외식업체가 기존과 다른 경험을 제공할 수 있는 여지가 생긴다. 실패할 권리가 보호될 때, 음식은 단순히 안전한 소비재가 아니라 질문을 던지고 탐구하게 만드는 매개체가 된다. 반대로 실패가 허용되지 않는 환경에서는 음식은 기계처럼 반복적이고, 기억에 남지 않으며, 경험의 폭을 제한한다.

결국, 기억에 남는 식사는 불완전함과 실험, 우연과 변수의 결합 속에서 탄생한다. 완벽하게 조절된 맛, 안전한 선택, 알고리즘으로 추천된 메뉴는 단기적으로 안심과 만족을 주지만, 장기적으로 우리의 미각, 취향, 기억, 그리고 문화적 경험을 제한한다. 약간의 불편함과 실패를 허용하는 경험 속에서 우리는 감각을 확장하고, 판단력을 단련하며, 음식과 사람, 장소, 시간과의 관계를 풍부하게 만든다. 음식의 기억은 이렇게, 불완전함 속에서 자라난다.

실패할 권리 회복하기

실패할 권리를 회복한다는 것은 결코 무모해지자는 말이 아니다. 이는 단순히 '모험을 즐기자'는 격언적 권유가 아니라, 우리의 선택 기준 자체를 재설정하자는 보다 근본적인 제안이다. 우리는 흔히 메뉴를 고를 때 안전한 선택을 반복한다. 이미 검증된 맛, 리뷰가 좋거나, 친숙한 조리법, 가격과 양이 예측 가능한 옵션. 이런 선택은 편리하고 안심되지만, 동시에 우리의 감각과 판단을 점점 단단히 굳어지게 만든다. 실패할 권리를 회복한다는 것은 이러한 안정적인 '안전지대'를 일부러 벗어나 보는 연습이다.

예를 들어, 늘 주문하던 메뉴 대신 조금은 낯선 요리를 선택하는 것, 혹은 리뷰가 엇갈린 식당을 일부러 찾아가는 것. 평소라면 피했을 향신료가 강한 음식, 전혀 경험해보지 못한 식재료를 포함한 메뉴, 조리 방식이 독특한 디저트. 처음에는 불안과 의문이 따라올 것이다. "이 맛이 맞을까?", "내 취향에 맞을까?", "혹시 돈이 아까울까?" 그러나 바로 이 순간이 취향과 판단을 활성화하는 시점이다. 실패할 가능성을 허용하지 않는다면, 우리는 단순히 안전한 소비자가 될 뿐, 경험의 폭을 확장하지 못한다.

그리고 중요한 것은, 이런 실험이 성공과 실패로만 평가되는 것이 아니라는 점이다. 맛있든 맛없든, 그 경험 자체를 기록하고 기억하는 것이 핵심이다. 그날 느낀 감각, 향, 질감, 함께한 사람과의 대화, 장소의 분위기까지 포함한 전체적인 경험이 우리의 판단과 취향을 다듬는다. 예를 들어, 처음에는 이해되지 않았던 발효 음식이 몇 번의 시도와 경험을 거치면서 '나에게 맞는 정도의 풍미'라는 기준을 만들어 준다. 실패와 불편함이 반복되면서, 우리는 단순히 무엇이 맛있는지를 넘어, 왜 맛있다고 느끼는지, 그리고 왜 그렇지 않은지를 판단하는 감각의 근육을 기르게 된다.

예측 가능한 만족은 당장의 안심과 편리함을 제공한다. 알고 있는 맛, 익숙한 조합, 안전한 선택. 그러나 기억에 남는 식사는 다르다. 그것은 우리를 잠시 불안하게 만들고, 호기심과 사고를 자극하며, 감각을 세밀하게 만드는 경험이다. 불편함은 단순히 위협이 아니라, 맛과 경험의 문을 열어주는 열쇠다. 맛있는 경험이 항상 편안하지 않은 이유는 그것이 단순한 소비를 넘어 우리의 몸과 기억, 사회적 맥락, 관계와 판단을 모두 담고 있기 때문이다.

실패할 권리를 허용하는 식사는 단순히 새로운 맛을 시도하는 행위를 넘어, 우리의 감각적, 정서적, 사회적 학습으로 이어진다. 우리는 그 경험을 통해, 음식과 사람, 장소, 순간과의 관계를 기억하고 평가하게 된다. 식탁 위의 작은 불편함은 사실 삶과 연결된 서사의 일부가 되며, 음식 경험을 단순한 배고픔 해소가 아닌 배움과 감각의 장으로 바꾸어 놓는다.

우리는 늘 안전하고 무난한, 틀리지 않을 한 끼를 원하는가, 아니면 한동안 생각하게 만들고, 감각과 기억을 자극하며, 선택과 판단을 요구하는 한 접시를 원하는가? 실패할 권리를 포기하지 않을 때, 식탁은 단순한 식사가 아니라 학습과 경험의 공간으로 돌아온다. 그리고 그때 비로소, 맛은 기억이 된다.

나아가, 이러한 경험은 개인의 취향을 넘어서 문화적, 사회적 경험으로까지 확장된다. 우리가 실패를 허용하고, 새로운 경험을 수용하는 선택을 반복할수록, 외식 문화 자체가 조금씩 변화한다. 새로운 맛과 조리법이 일상 속으로 들어오고, 그 경험을 공유하며 기억을 쌓는 과정에서 음식은 단순한 소비재를 넘어 공동체와 연결된 문화적 자산이 된다.

결국 실패할 권리를 회복하는 것은 안전과 편리함의 영역에서 벗어나, 경험과 감각을 확장하고, 기억과 판단을 깊게 만드는 연습이다. 이는 단순히 한 끼를 더 맛있게 먹자는 문제가 아니라, 우리의 삶과 감각, 선택과 경험을 다시 활성화하는 작지만 근본적인 실천이다.

3

시간을 들이는
먹기, 요리하기, 기다리기

느리게 먹는다는 말은 종종 오해된다. 여유가 있을 때나 가능한 사치, 혹은 건강을 위한 개인적 습관 정도로 받아들여진다. 그러나 느린 식사는 단순한 생활 태도가 아니다. 그것은 속도를 기준으로 설계된 사회에 대한 작은 저항이자 선택의 기술이다. 무엇을 먹느냐보다, 어떤 리듬으로 먹느냐가 삶의 구조를 드러내는 시대에, 느림은 취향이 아니라 정치적 행위에 가깝다.

우리는 너무 빠르게 먹는다. 식사는 일정 사이에 끼워 넣는 활동이 되었고, 씹는 시간은 스마트폰, TV, 업무와 겹쳐진다. 배달음식은 도착 즉시 소비되고, 포장지는 곧바로 쓰레기가 된다. 이 속도는 개인의 성격이 아니라 시스템의 요구다. 빨리 주문하고,

빨리 먹고, 빨리 다음 일로 이동하는 사람일수록 효율적인 사용자로 간주된다.

느리게 먹기, 속도를 늦추는 작은 저항

느린 식사는 단순히 "조금 천천히 먹는다"는 말로 축소될 수 없다. 현대 사회에서 식사 속도가 빨라진 이유는 개인의 선택이라기보다 시스템적 요구 때문이다. 우리는 점심 시간을 쪼개어 회의와 업무 사이에 끼워 넣고, 저녁은 배달 앱으로 해결하며, 식사 중에도 스마트폰을 손에서 놓지 않는다. 이러한 환경에서는 음식은 더 이상 감각의 대상으로 존재하지 않는다. 빠르게 삼킨 음식은 에너지원일 뿐, 경험이 되지 못한다.

반대로 느리게 먹는다는 것은 시간을 다시 점유하는 행위다. 씹는 동안 우리는 맛의 변화를 감지하고, 음식의 질감과 온도를 느끼며, 포만감을 인식한다. 단순히 '배를 채우는 것'에서 벗어나, 몸과 감각의 신호를 읽는 훈련을 하는 것이다. 씹는 횟수 하나하나가 몸의 반응과 연결되고, 맛의 세부적 차이를 감각적으로 학습하게 된다.

같은 한 입의 밥이라도 천천히 씹을수록 단맛과 곡물의 향이 더 오래 지속되고, 간장의 미묘한 염도와 식재료 본연의 질감을 구분할 수 있다. 이러한 경험은 단순한 영양 섭취를 넘어, 음식과 자신을 연결하는 체험적 학습으로 확장된다.

빠르게 삼킨 음식은 칼로리와 에너지원으로만 남는다. 즉각적 만족은 얻을 수 있지만, 기억과 감각으로 체화되지는 않는다. 반대로 천천히 씹은 음식은 기억 속에 자리 잡는다. 향과 질감, 온도, 함께 먹은 사람과의 대화까지, 모든 요소가 경험으로 남아 식사의 의미를 더 깊게 한다. 천천히 먹는 사람은 단순한 소비자가 아니라, 자신만의 맛과 감각을 기록하고 해석하는 관찰자가 된다.

느린 식사를 실천하려면 가장 먼저 집중이 필요하다. 스마트폰, TV, 컴퓨터 등 외부 자극을 차단하고, 오직 식사에만 시간을 할당하는 것이다. 단순하지만, 현대인은 음식보다 자극에 익숙해 있기 때문에 처음에는 큰 불편함을 느낄 수 있다. 몇 숟가락 먹는 사이에도 시선은 화면으로 향하고, 손은 메시지를 확인하고, 생각은 다른 일에 쏠린다. 이때 음식은 단순한 도구로 전락한다.

몇 번의 시도를 거치면 변화가 나타난다. 음식이 다시 하나의 사건이 되고, 입안의 질감, 향, 온도, 소리까지 하나씩 감지되기 시작한다. 씹는 행위 자체가 주의를 요구하는 활동이 되고, 천천히 씹는 동안 우리는 음식과 '대화'를 한다. 쌀알 하나, 국물 한 숟가락, 채소의 씹히는 소리와 질감, 향신료의 미묘한 여운까지 모두 감각의 대상으로 들어온다.

이 과정에서 중요한 것은 속도와 반복의 균형이다. 처음부터 완벽하게 모든 식사를 천천히 먹으려 할 필요는 없다. 중요한 것은 몇 숟가락씩 의식적으로 시간을 늘리고, 그 경험을 반복하는 것이다. 점차적으로 식사 속도가 자연스럽게 느려지고, 감각의 세밀함과 판단력이 회복된다.

느린 식사는 감각을 활성화시키는 장치이기도 하다. 맛, 향, 질감, 온도, 씹는 느낌까지, 음식이 제공하는 모든 자극을 주의 깊게 받아들이는 과정에서 우리는 신체적 경험을 확장하게 된다. 예를 들어, 샐러드의 채소 하나를 씹을 때도 달콤함, 쓴맛, 신맛, 질감의 차이를 느낄 수 있고, 국물 요리를 천천히 마시면 온도와 향, 소금기와 단맛의 균형을 인식할 수 있다.

이런 과정은 단순한 미각 학습이 아니라 인지적 학습으로 이어진다. 우리는 '맛이 좋다/나쁘다'라는 즉각적 평가를 넘어, 왜 그렇게 느꼈는지, 어떤 요소가 영향을 미쳤는지를 분석하게 된다. 이는 취향의 성장을 촉진하고, 음식 선택에서 자율성과 판단력을 강화한다. 결국 천천히 먹는 행위는 몸과 마음, 기억과 사고가 결합된 종합적 학습 경험이다.

느린 식사는 거창한 실천을 요구하지 않는다. 방법은 다양하다.

- 한 끼를 의도적으로 여유 있게 잡기: 점심시간을 10~15분 늘리고, 천천히 씹는 데 집중한다.
- 포만감과 감각 기록하기: 어떤 음식에서 만족감을 느꼈는지,

어떤 식감과 향이 기억에 남는지 기록해본다.

- 대화와 경험 공유: 가족, 친구와 함께 느리게 식사하며 음식에 대한 의견을 나눈다. 음식은 혼자 즐기는 것이 아니라 경험을 공유하는 장이 된다.
- 환경 조성: 음악, 조명, 테이블 세팅 등 주변 환경을 조절해 감각적 경험을 강화한다.

작은 실천들이 쌓이면, 우리는 단순히 배를 채우는 존재에서 벗어나, 감각과 시간을 점유하는 능동적 존재가 된다. 느린 식사는 개인의 습관을 넘어서, 속도를 강요하는 사회적 구조에 대한 미세한 저항이자, 자기 삶을 다시 설계하는 방식이다.

시간을 들여 먹는다는 것은 삶의 일부를 다시 자기 것으로 가져

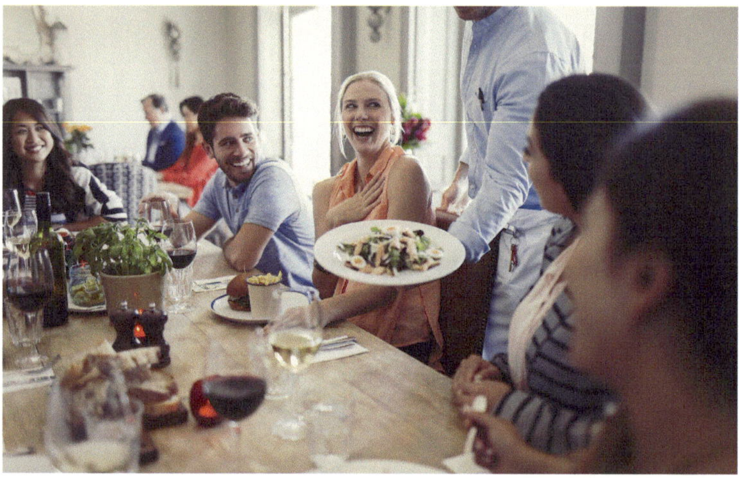

오는 일이다. 요리하고, 기다리고, 씹는 시간은 사소해 보이지만, 그 사소함이 반복될 때 식탁은 회복된다. 빠른 음식은 즉각적 만족을 주지만, 삶의 속도와 감각은 얕아진다. 반면 느리게 먹는 행위는 몸과 마음을 연결하고, 기억과 경험을 체화하며, 식사의 의미를 확장한다.

느린 식사는 완성된 해답이 아니다. 그것은 속도가 기본값이 된 시대에서 다르게 먹을 수 있는 가능성을 몸으로 확인하는 연습이다. 우리는 정말 그렇게 빨리 먹어야 하는가? 잠시 멈추고, 속도를 늦춰도 괜찮은 삶을 선택할 수 있는가? 느린 식사는 매일의 한 끼를 통해 이 질문을 다시 던진다.

요리와 기다림, 느림의 구조를 경험하기

느린 식사의 두 번째 층위는 요리하기다. 요리는 단순히 배를 채우는 행위가 아니다. 그것은 가장 직접적으로 시간을 들이는 행위이며, 감각과 경험을 연결하는 통로다. 재료를 손으로 씻고, 썰고, 불을 조절하고, 익어가는 소리와 냄새를 기다리는 동안, 우리는 단순히 결과물만을 얻는 것이 아니라, 과정 자체를 경험하게 된다. 효율의 관점에서 보면 비합리적이다. 같은 음식을 훨씬 빠르게, 저렴하게, 심지어 배달 앱을 통해 손쉽게 얻을 수 있기 때문이다.

그러나 요리를 통해 얻는 것은 '완성품'이 아니다. 손끝의 감각, 칼질할 때 재료가 주는 저항감, 팬에 닿은 기름의 소리, 끓는 물의 증기, 조리 과정에서 발생하는 미묘한 향의 변화, 이 모든 요소가 식사의 일부로 확장된다. 요리는 단순한 영양 섭취가 아니라, 감각과 시간, 판단을 결합한 경험이다.

요리를 통해 우리는 음식이 결코 완성품이 아님을 배운다. 같은 레시피라도 날씨, 재료 상태, 불의 세기에 따라 맛과 질감은 달라진다. 빵을 굽는 날의 습도, 채소의 신선도, 국물의 온도와 농도. 이러한 변화는 불편함을 동반하지만 동시에 해방적이다. 모든 것을 통제하려는 강박에서 벗어나, 우리는 조리 과정 속 실패와 실험을 허용하게 된다.

실패한 요리는 단순한 실수가 아니라, 다음 선택의 기준이 된다. 어느 정도의 향신료가 적당한지, 발효를 얼마나 기다려야 하는지, 불의 세기를 어떻게 조절해야 하는지, 한 끼 요리를 반복하며 우리는 감각적, 판단적 학습을 경험한다. 이 과정에서 요리는 단순한 '음식 만들기'를 넘어, 체화된 경험과 기억을 쌓는 도구가 된다.

느린 식사의 세 번째 층위는 기다림이다. 숙성, 발효, 끓임—음식에는 시간이 필요하다. 현대 외식은 이러한 기다림을 제거했다. 음식은 바로 먹을 수 있어야 하고, 즉각적 만족을 제공해야 한다. 그러나 기다림이 사라진 음식은 깊이를 잃는다. 즉각적 만족은 있지만, 맛의 층위와 경험은 얕아진다.

반대로 기다림을 허용한 음식은 다층적 경험을 선사한다. 숙성된 치즈, 발효된 김치, 천천히 끓인 육수, 숙성한 빵의 풍미, 모든 것이 시간의 흔적을 담고 있다. 기다림 속에서 음식은 변화를 겪고, 우리는 그 변화를 관찰하며 감각과 기억을 확장한다.

기다림은 또한 사회적·정치적 의미를 가진다. 누가 기다릴 수 있는가? 누가 기다리지 않아도 되는가? 빠른 음식은 노동 시간과 일정이 불규칙한 사람들에게 현실적인 선택일 수 있다. 따라서 느린 식사는 개인의 도덕으로 강요될 수 없다. 중요한 것은 기다림이 가능한 조건을 만드는 사회적 환경이다. 충분한 점심시간, 조리 가능한 주거 환경, 속도를 강요하지 않는 사회적 분위기. 이러한 조건이 마련될 때, 우리는 기다림을 경험하고, 그 과정에서 느린 식사의 진가를 체험할 수 있다.

느린 식사는 외식에서도 실천될 수 있다. 오래 머물 수 있는 식당, 메뉴가 자주 바뀌지 않는 곳, 손님이 스스로 선택하고 질문할 수 있도록 설명을 허용하는 접객. 이런 공간에서 식사는 단순한 거래가 아니라 참여와 교환의 장이 된다. 손님은 소비자가 아니라 경험의 주체가 되고, 요리는 단순한 상품이 아니라 감각과 기억을 만들어내는 매개체가 된다.

예를 들어, 한식당에서 천천히 발효시킨 된장과 장아찌, 숙성한 김치, 계절별로 재배한 채소를 중심으로 요리된 정식을 먹는다고 가정하자. 손님은 '배를 채우는 것' 이상을 경험한다. 장아찌 하나를 집어 입에 넣고, 산미와 짠맛, 발효의 향이 변하는 순간을 느끼며, 그 과정에서 음식과 자신, 계절과 재료의 관계를 관찰한다. 이 작은 경험이 반복되면, 우리는 음식과 시간을 감각적으로 연결하는 능력을 회복한다.

느린 식사는 과거로 돌아가자는 말이 아니다. 기술을 거부하자는 주장도 아니다. 그것은 속도를 맹목적으로 따르지 않겠다는 선택이다. 모든 끼니를 동일한 리듬으로 처리하지 않고, 상황과 필요에 따라 느리고 빠른 리듬을 조율하는 행위다. 요리하고, 기다리고, 씹는 시간은 사소해 보이지만, 이 사소함이 반복될 때 식탁은 회복된다.

느린 식사는 과거로 돌아가자는 말이 아니다. 기술을 거부하자는 주장도 아니다. 그것은 속도를 맹목적으로 따르지 않겠다는 선택이다. 모든 끼니를 동일한 리듬으로 처리하지 않고, 상황과 필요에 따라 느리고 빠른 리듬을 조율하는 행위다. 요리하고, 기다리고, 씹는 시간은 사소해 보이지만, 이 사소함이 반복될 때 식탁은 회복된다.

한 끼를 천천히 먹는 경험 속에서, 우리는 감각을 되찾고, 시간

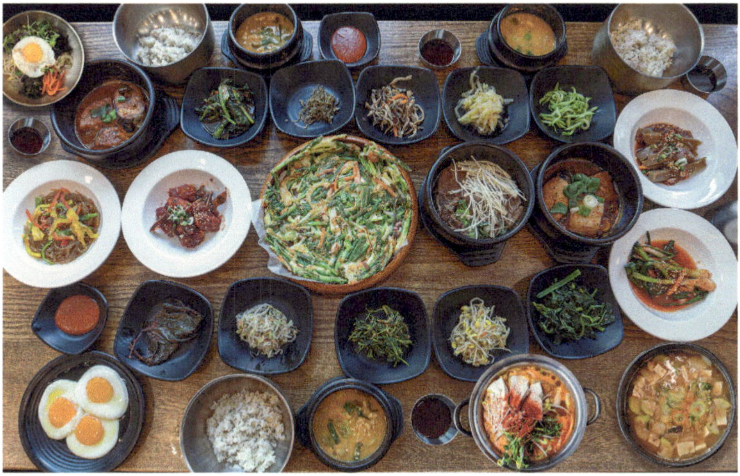

과 경험의 주인이 되는 연습을 한다. 씹는 동안, 냄새를 맡는 동안, 불을 조절하며 기다리는 동안, 삶의 속도와 감각을 다시 자신의 리듬으로 조율하게 된다.

결국, 느린 식사는 단순한 식습관이 아니라 생활과 사고의 방식이다. 빠른 음식이 제공하는 즉각적 편안함과 효율성 대신, 우리는 경험과 판단, 감각과 기억의 깊이를 선택한다. 요리와 기다림, 천천히 씹는 시간은 결국 자신과 세계를 연결하는 통로가 된다. 느린 식사의 핵심은 속도가 아니라, 시간을 되찾고, 경험의 깊이를 회복하며, 삶의 선택권을 다시 자기 것으로 만드는 것이다.

4

선의가 아닌 구조적 소비로서의 '로컬 선택'

"동네 식당을 이용합시다." 이 문장은 언제나 따뜻하게 들린다. 사라져가는 골목, 힘든 자영업자, 지역 공동체를 떠올리게 한다. 그러나 이 문장이 호소로만 남는 순간, 로컬 선택은 실천이 아니라 감정의 표현으로 끝난다. 동네 식당을 지지한다는 것은 선의의 문제가 아니다. 그것은 어떤 구조에 돈과 시간을 배치할 것인가에 대한 결정이다.

로컬 식당은 흔히 취약한 존재로 묘사된다. 대형 프랜차이즈와 플랫폼에 밀리고, 자본과 마케팅에서 불리하다. 이 진단은 맞다. 그러나 문제의 핵심은 감정이 아니라 구조다. 왜 동네 식당은 늘 불리한 위치에 놓이는가. 왜 '잘 되는 가게'가 되기 위해서는 플랫폼의 규칙을 따라야 하는가. 이 질문을 건너뛴 채 "도와주자"는 말만 반복하면, 지지는 오래 지속되지 않는다.

소비자의 선택, 구조를 바꾸는 힘

동네 식당을 이용하는 행위는 단순한 구매가 아니다. 그것은 유통 단계를 줄이는 선택이며, 소비자가 직접 구조에 참여하는 방식이다. 예를 들어, 플랫폼을 거치지 않고 전화나 직접 방문으로 주문하면, 중개 수수료나 광고 비용이 식당으로부터 빠져나가지 않는다. 그 돈은 그대로 식당의 운영과 재료비, 직원 급여로 연결된다. 또한 주인을 직접 만나고 얼굴을 아는 관계를 형성하면, 단순히 메뉴를 소비하는 것을 넘어 식당의 의사결정 과정에 작은 영향을 준다. 어느 요리를 많이 주문하고, 어떤 메뉴를 좋아하는지 반복적으로 보여주는 것만으로도 식당은 메뉴 구성과 조리 방식을 조정한다.

플랫폼 중심의 외식 구조에서는 이러한 직접적인 피드백이 사라진다. 별점과 리뷰, 알고리즘을 거쳐야만 소비자의 의사가 반영된다. 즉, 소비자가 무언가 선택했다고 생각해도 실제로 식당의 수익이나 운영에 체감되는 영향은 제한적이다. 반면 동네 식당에서는 선택이 즉각적인 결과를 낳는다. 자주 오는 손님, 반복되는 주문, 주인과 나누는 짧은 대화, 이 모든 반복은 단순한 소비를 넘어 식당 운영의 일부가 된다. 소비자는 자연스럽게 '관계의 주체'가 되고, 식당은 그 관계를 바탕으로 메뉴와 서비스를 조금씩 변화시키며, 안정적인 운영 기반을 확보할 수 있다.

하지만 이러한 로컬 선택에는 분명한 불편함이 따른다. 메뉴가 항상 일정하지 않고, 결제 방식이 제한적이며, 피크 시간에는 오래 기다려야 할 수도 있다. 날마다 조리사의 컨디션이나 재료 상태에 따라 맛의 편차가 클 수도 있다. 프랜차이즈처럼 완전히 표준화된 맛을 기대할 수 없다. 이러한 변동성은 소비자 입장에서는 불편으로 느껴질 수 있지만, 동네 식당이 지속 가능하도록 하는 핵심 요소이기도 하다.

중요한 점은 이 불편함을 단순히 '낭만'으로 포장하지 않는 것이다. 로컬 선택의 불편함은 선택 비용이며, 동시에 구조적 투자

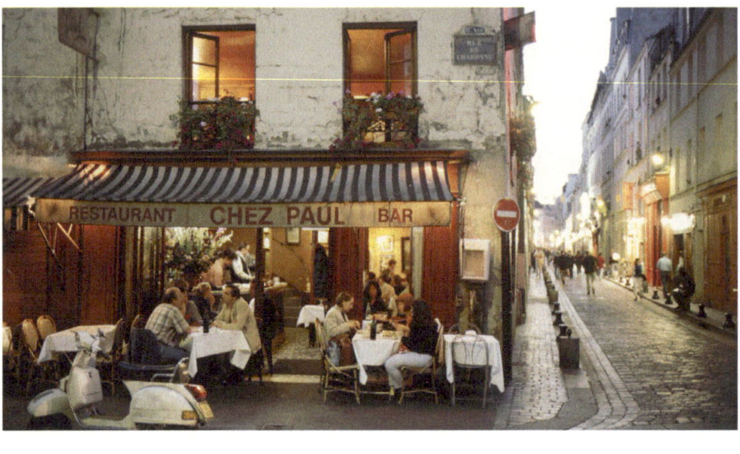

의 의미를 가진다. 소비자는 그 불편을 감수함으로써, 단순한 구매가 아니라 식당의 생존과 지속 가능한 운영에 기여하는 구조적 행동을 하는 것이다. 결국, 작은 불편함이 쌓일수록 그 지역 식당의 안정성과 다양성이 유지된다. 한 끼를 선택하는 행위가 단순히 허기를 채우는 소비를 넘어, 관계와 구조를 만들어내는 경험이 되는 순간이다.

일상의 반복, 관계의 축적

동네 식당을 지지한다는 것은 완벽하지 않은 맛을 반복해서 선택하는 일이기도 하다. 프랜차이즈의 표준화된 맛은 실패 확률을 낮춘다. 언제 가도 비슷한 맛, 예측 가능한 경험은 소비자에게 안정감을 준다. 반면 로컬 식당은 변동성을 안고 있다. 재료 수급에 따라 맛이 달라지고, 조리자의 컨디션이나 계절에 따라 결과가 흔들리기도 한다. 이 변동성은 종종 단점으로 지적되지만, 동시에 로컬 식당이 가진 고유한 조건이기도 하다.

그러나 이 변동성 속에서만 축적되는 것이 있다. 기억이다. 어느 날은 조금 짜고, 어느 날은 유난히 좋았던 한 끼. 특정 메뉴보다도 그날의 분위기, 함께 앉았던 자리, 주인과 나눈 짧은 말이 함께 남는다. 이런 기억은 데이터로 남지 않고, 리뷰로 환원되지도 않는다. 하지만 관계가 있을 때만 의미를 갖는다. 반복 방문이 쌓일수록, 소비자는 맛의 평균값이 아니라 변화의 맥락을 이해하게 된다. 로컬 식당의 맛은 '항상 좋음'이 아니라 '점점 익숙해짐'에 가깝다.

로컬 소비는 가격의 문제로 자주 환원된다. "비싸서 못 가겠다." 이 말은 개인에게는 정당하다. 소비자의 예산은 한정돼 있고, 선택은 언제나 현실적이어야 한다. 그러나 구조적으로 보면, 저렴한 가격은 종종 다른 곳에서 비용을 발생시킨다. 낮은 임금, 질 낮은 재료, 과도한 노동 시간, 환경 부담. 이 비용은 가격표에는 드러나지 않지만, 누군가는 반드시 감당하고 있다. 동네 식당의 가격은 이 비용을 숨기지 않은 결과일 수 있다. 로컬 선택은 단순히 비싼 것을 고르는 일이 아니라, 비용의 위치를 직시하겠다는 선택이다.

중요한 것은 일관성이다. 한 번의 방문, 한 번의 응원으로는 구조가 바뀌지 않는다. 특정 시기에만 몰리는 소비는 일시적인 매출은 만들 수 있지만, 지속성을 보장하지는 않는다. 로컬 식당을 지지한다는 것은 생활 반경 안에 몇 곳의 가게를 정하고, 그곳을 반복적으로 이용하는 일이다. 단골이 된다는 것은 취향의 고정이 아니다. 항상 같은 메뉴를 먹겠다는 약속도 아니다. 그것은 관계를 유지하겠다는 선택이며, 불완전함을 포함한 상태로 계속 방문하겠다는 태도다.

이 관계는 식당에게는 예측 가능성을 만든다. 어느 요일에 손님이 몰리는지, 어떤 메뉴가 꾸준히 선택되는지, 어느 정도의 매출을 기대할 수 있는지. 예측 가능성은 곧 안정성이고, 안정성은 무리한 확장이나 플랫폼 의존을 줄이는 힘이 된다. 동시에 소비자에게는 책임감이 생긴다. 단순히 평가하는 입장이 아니라, 이 가게의 운영 조건에 일부 참여하고 있다는 감각이다.

또한 로컬 선택은 확장될 필요가 없다. 모든 식사를 동네에서 해결할 수는 없고, 그럴 필요도 없다. 중요한 것은 기본값을 어디에 둘 것인가다. 아무 생각 없이 앱을 켜는 대신, 한 번 더 주변을 둘러보는 습관. 익숙한 가게가 떠오르는 순간을 만드는 것. 그 작은 전환이 반복될 때, 골목의 식당은 특별한 선택지가 아니라 일상의 일부가 된다.

동네 식당을 지지한다는 것은 결국 어떤 외식 생태계를 유지할 것인가에 대한 투표다. 이 투표는 거창한 선언이나 캠페인이 아니라, 반복되는 한 끼로 이루어진다. 우리는 소비를 통해 언제나 무언가를 강화한다. 대형 플랫폼일 수도 있고, 얼굴 있는 가게일 수도 있다. 선택하지 않는 것처럼 보이는 순간에도, 우리는 이미 특정 구조에 힘을 보태고 있다.

로컬 선택은 착한 소비가 아니다. 그것은 구조를 이해한 소비다. 불편함과 변동성을 인식한 채, 그 불편함이 만들어내는 관계와 지속성을 받아들이는 일. 동네 식당을 지지한다는 것은 결국 묻는 일이다. 이 도시에서 음식이 어떤 방식으로 존재하길 원하는가. 그리고 그 질문에 대한 답을, 오늘의 한 끼로 말하는 것이다.

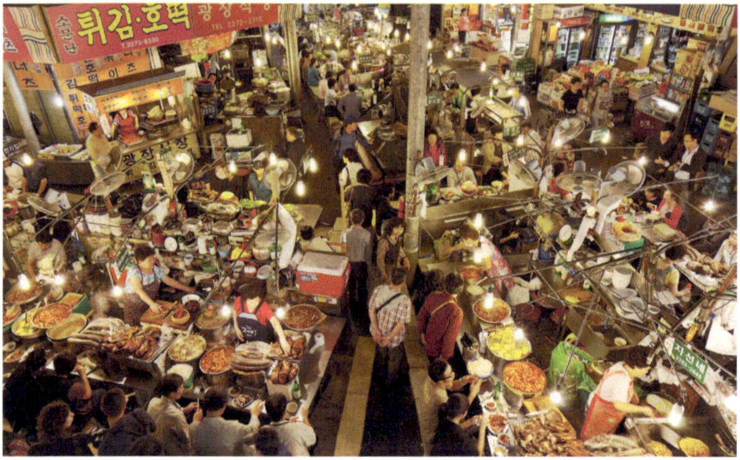

5

완벽하지 않은 식탁을 선택하는 용기

완벽한 식탁은 존재하지 않는다. 윤리적으로 흠결이 없고, 가격은 합리적이며, 준비와 소비는 편리한 식사. 이 세 가지 조건을 동시에 만족하는 한 끼는 거의 불가능하다. 그럼에도 우리는 종종 그런 식탁을 상상하고, 그 기준에 미치지 못하는 선택 앞에서 스스로를 비난한다. 무엇을 먹든 불편함이 남고, 어떤 선택을 해도 어딘가 모자라다. 이 장에서 다루고자 하는 것은 그 모자람을 제거하는 방법이 아니라, 그 모자람과 함께 먹는 법이다.

현대의 식사는 과잉된 기준 속에 놓여 있다. 친환경이어야 하고, 윤리적이어야 하며, 합리적인 가격이어야 하고, 동시에 빠르고 맛있어야 한다. 이 기준들은 모두 옳다. 문제는 이 기준들이 서로 충돌한다는 데 있다. 유기농 재료는 비싸고, 공정한 노동을 반영한 음식은 준비에 시간이 걸리며, 편리한 식사는 대개 많은 자원을 소모한다. 완벽을 목표로 삼는 순간, 식사는 선택이 아니라 시험이 된다.

기준이 많아질수록 선택은 어려워진다

이 시험 앞에서 많은 사람들은 두 가지 극단으로 기운다. 하나는 포기다. "어차피 완벽할 수 없다면, 아무 생각 없이 먹겠다." 이 태도는 순간적으로는 가볍다. 선택의 부담에서 벗어나는 것처럼 느껴진다. 그러나 그 가벼움은 오래가지 않는다. 생각을 멈춘 자리에 남는 것은 무력감이다. 내가 무엇을 먹는지, 왜 먹는지에 대한 감각이 사라질수록, 식사는 점점 더 자동적인 행위가 된다. 선택하지 않는 것처럼 보이지만, 사실은 가장 강력한 구조에 그대로 몸을 맡기는 선택이다.

다른 하나는 강박이다. 모든 식사를 윤리적 선언으로 만들려는 태도. 재료의 출처를 따지고, 노동 조건을 계산하며, 가격과 환경 영향을 동시에 고려하려는 시도다. 이 태도는 진지하고 성실해 보이지만, 쉽게 피로해진다. 매 끼니가 판단의 장이 되고, 식탁이 끊임없는 검증의 공간이 되기 때문이다. 전자는 생각을 멈추게 만들고, 후자는 생각을 과도하게 소모하게 만든다. 어느 쪽에서도 식사는 쉬운 일이 되지 않는다.

지속 가능한 태도는 그 사이 어딘가에 있다. 완벽하지 않음을 전제로 한 선택, 그리고 그 불완전함을 감당할 수 있는 기준을 스스로 설정하는 일이다. 식사는 매일 반복되기 때문에, 매번 최선의 결정을 요구하는 순간 쉽게 지친다. 윤리적 긴장은 축적될 수 있지만, 긴장은 휴식 없이 유지될 수는 없다. 선택이 부담이 되지 않으려면, 완벽이 아니라 '충분히 괜찮음'을 기준으로 삼아야 한다. 오늘의 식사가 모든 가치를 충족하지 못해도, 그 사실을 인식한 채 선택하는 것만으로도 방향은 달라진다.

타협은 흔히 부정적으로 들린다. 원칙을 낮추는 것, 이상을 포기하는 것처럼 느껴진다. 그러나 식탁에서의 타협은 패배가 아니라 전략이다. 모든 끼니에서 모든 가치를 충족할 수 없다면, 가치를 분산시키는 방식이 필요하다. 어떤 날은 가격을 우선하고, 어떤 날은 윤리를, 또 어떤 날은 편의를 선택하는 식이다. 중요한 것은 이 분산이 우연이 아니라 의도라는 점이다.

의식적인 타협은 선택의 책임을 포기하지 않는다. 오히려 선택의 무게를 현실적인 크기로 조정한다. 생각 없이 흐르는 선택과, 생각 끝에 내려놓는 선택은 전혀 다른 결과를 남긴다. 전자는 구조를 그대로 강화하지만, 후자는 구조 속에서 자신이 설 수 있는 위치를 만든다. 완벽하지 않은 기준을 스스로 정하고, 그 기준을 상황에 맞게 조정하는 능력. 그것이 식사를 시험이 아닌 삶의 일부로 되돌리는 방법이다.

윤리는 선언이 아니라 누적이다

윤리는 흑백이 아니다. 비건 식사를 하지 않는다고 해서 윤리를 포기한 것은 아니다. 로컬 식당을 매번 이용하지 않는다고 해서 무책임한 것도 아니다. 윤리는 한 번의 완벽한 선택으로 완성되지 않는다. 오히려 작은 선택들이 시간 속에서 누적되며 방향을 만든다.

일주일에 한 번, 한 달에 몇 번이라도 구조를 다르게 지지하는 선택을 반복하는 것. 그 반복은 눈에 띄지 않지만, 분명한 흐름을 만든다. 완벽을 기준으로 삼으면 아무것도 할 수 없지만, 누적을 기준으로 삼으면 할 수 있는 일이 많아진다. 윤리는 목표가 아니라 습관에 가깝다.

가격 역시 마찬가지다. 모든 식사에 충분한 비용을 지불할 수는 없다. 그러나 가격을 고려하는 선택이 곧 값싼 음식만을 고르는 습관으로 굳어질 필요는 없다. 중요한 것은 왜 이 가격을 선택했는가를 아는 것이다. 오늘은 예산 때문에 간단히 먹지만, 내일은 조금 더 지불하는 선택을 할 수 있다. 가격은 고정된 신념이 아니라, 상황에 따라 조정되는 변수다.

편의는 가장 강력한 유혹이다. 바쁜 일상 속에서 빠르고 쉬운 선택은 분명 합리적이다. 문제는 그 편의가 기본값이 될 때다. 아무 생각 없이 앱을 켜는 순간, 우리는 선택을 외주화한다. 완벽하지 않은 식탁을 선택하는 용기란, 때로는 이 기본값을 잠시 멈추는 용기다. 조금 더 걷고, 조금 더 기다리고, 조금 더 생각하는 시간. 그 시간은 사치가 아니라, 선택의 주권을 되찾는 과정이다.

이 장에서 말하는 용기는 거창하지 않다. 죄책감 없이 불완전한 선택을 받아들이는 태도, 그리고 그 불완전함을 이유로 아무것도 하지 않는 상태로 빠지지 않는 균형 감각이다. 오늘의 선택이 모든 문제를 해결하지 못해도 괜찮다. 중요한 것은 그 선택이 질문을 포함하고 있는가다. 이 음식은 어디에서 왔는가, 이 편의는 누구의 노동 위에 있는가, 이 가격은 무엇을 포함하고 무엇을 배제하는가.

완벽하지 않은 식탁은 오히려 솔직하다. 모든 비용을 드러내고, 모든 한계를 인정한다. 우리는 그 식탁 앞에서 이상적인 소비자가 아니라, 현실적인 인간으로 앉는다. 피곤하고, 계산하고, 때로는 타협하는 존재로서. 그 솔직함이야말로 지속 가능성의 출발점이다.

결국 식사는 삶과 닮아 있다. 완벽한 하루가 없듯, 완벽한 한 끼도 없다. 중요한 것은 매번 최선을 증명하는 것이 아니라, 계속

해서 선택하려는 태도를 유지하는 것이다. 윤리·가격·편의 사이에서 흔들리면서도, 그 흔들림을 인식한 채 식탁에 앉는 일. 그것이 이 시대에 가능한 가장 현실적인 용기다.

완벽하지 않은 식탁을 선택하는 용기는, 포기하지 않겠다는 선언이 아니다. 생각을 멈추지 않겠다는 약속이다. 그리고 그 약속은 오늘 저녁, 아주 평범한 한 끼에서 다시 시작된다.

6

먹는다는 것의 의미

1

인간은 왜 필요 이상으로 먹는가

우리는 배고플 때만 먹지 않는다. 이 문장은 자명해 보이지만, 사실 이 책 전체를 관통하는 가장 불편한 진실에 가깝다. 생존을 위해 음식을 섭취하던 시기는 이미 오래전에 지나갔다. 오늘날 대부분의 식사는 결핍이 아니라 과잉의 환경에서 이루어진다. 냉장고는 가득 차 있고, 배달 앱은 24시간 열려 있으며, 편의점의 진열대는 언제나 밝다. 그럼에도 우리는 계속 먹는다. 배가 부른 상태에서도, 이미 충분히 만족한 뒤에도, 심지어 먹고 나서 후회할 것을 알면서도 다시 주문 버튼을 누른다.

이 장은 그 이유를 묻는 데서 출발한다. 왜 우리는 더 이상 필요하지 않은 상태에서도 먹는가. 그리고 그 행동은 어디에서 비롯되는가.

생물학적으로 인간의 몸은 과잉에 최적화되어 있지 않다. 오히려 결핍에 대비하도록 설계되어 있다. 에너지가 부족하던 시대, 가능한 한 많이 먹고 저장하는 능력은 생존의 조건이었다. 단맛과 지방에 대한 선호는 그 유산이다. 문제는 환경이 바뀌었는데, 몸의 구조는 그대로 남아 있다는 점이다.

이제 음식은 사냥의 결과가 아니라 유통의 산물이며, 접근 비용은 거의 제로에 가깝다. 과거에는 특별한 노력 끝에 얻던 칼로리가, 지금은 몇 번의 스크롤로 도착한다. 몸은 여전히 결핍을 가정하지만, 세계는 과잉을 제공한다. 이 불일치는 끊임없는 신호 오류를 만든다. 배가 부르다는 신호보다, 더 먹으라는 자극이 먼저 도착하는 환경. 배부름 이후의 식사는 바로 이 어긋남에서 비롯된다.

그러나 생물학만으로는 설명이 충분하지 않다. 우리는 배가 부른데도 먹고, 혼자 있을수록 더 많이 먹으며, 피곤하거나 불안할 때 식욕이 커진다. 이는 음식이 단순한 연료가 아니라 정서적 도구로 기능하기 때문이다. 음식은 위장을 채우는 동시에 마음을 진정시킨다. 씹는 행위는 리듬을 만들고, 단맛은 즉각적인 보상을 제공한다. 불확실한 하루 끝에, 예측 가능한 만족을 주는 음식은 가장 손쉬운 안정 장치다. 배부름 이후의 식사는 종종 허기가 아니라 불안의 신호에 반응한다.

멈추지 않도록 설계된 식사 환경

여기서 중요한 것은 개인의 의지 문제가 아니라 구조의 문제다. 우리는 끊임없이 먹도록 설계된 환경 속에 살고 있다. 포만을 알리는 신호는 느리게 도착하지만, 자극은 빠르게 제공된다. 음식 산업은 '충분함'을 목표로 하지 않는다. 멈추는 지점을 설계하지 않기 때문이다.

한 봉지 더, 한 입만 더, 추가 옵션이라는 이름의 유혹은 언제나 합리적인 가격과 함께 제시된다. 선택지는 많아 보이지만, 방향은 거의 같다. 더 먹도록 이끄는 쪽이다. 과식은 실패가 아니라, 성공적인 판매의 결과다. 배부름 이후에도 먹게 되는 것은 개인의 절제가 부족해서가 아니라, 멈추지 않도록 설계된 시스템 안에 있기 때문이다.

또 하나의 이유는 시간의 문제다. 우리는 먹는 시간을 점점 잃어버렸다. 바쁘게 먹고, 빠르게 삼키고, 다른 일을 하며 식사를 처리한다. 포만감은 시간을 필요로 한다. 천천히 씹고 대화하며 몸의 신호를 감지할 때 비로소 '충분함'이 도착한다. 그러나 속도가 기준이 된 사회에서 식사는 효율의 대상이 된다. 빨리 먹을수록, 더 많이 먹게 된다. 배부름 이후의 식사는 사실상 배부름을 인식할 시간의 부재에서 비롯된다.

배부름 이후의 질문은 곧 정체성의 질문으로 이어진다. 우리는

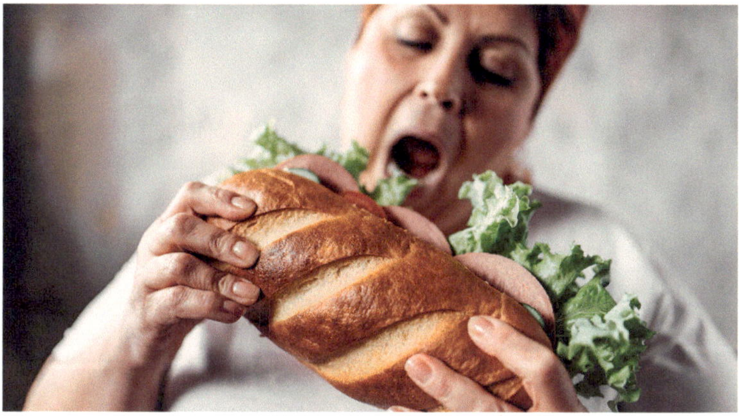

무엇을 통해 스스로를 보상하는가. 무엇으로 하루를 마무리하는가. 음식은 가장 손쉬운 보상 수단이다. 성취하지 못한 하루, 통제되지 않는 감정, 설명하기 어려운 공허함 앞에서 음식은 즉각적인 위안을 제공한다. 문제는 이 위안이 반복될수록, 음식은 점점 더 많은 역할을 떠안게 된다는 점이다. 기쁠 때도 먹고, 슬플 때도 먹으며, 아무 일도 없을 때조차 먹는다. 먹는 행위는 감정의 언어가 되고, 우리는 그 언어에 점점 더 의존하게 된다.

이 지점에서 '필요 이상'이라는 표현은 다시 생각해 볼 필요가 있다. 무엇이 필요이고, 무엇이 과잉인가. 칼로리 기준으로는 과잉일 수 있지만, 정서적으로는 결핍일 수도 있다. 배부름 이후의 식사는 단순히 양의 문제가 아니라, 결핍의 종류가 달라졌다는 신호다. 우리는 더 이상 음식이 부족해서가 아니라, 관계와 시간,

안정감이 부족해서 먹는다. 배는 채워지지만, 다른 무언가는 여전히 비어 있다.

그렇다고 해서 절제나 금욕을 권하는 것은 아니다. 오히려 반대다. 무작정 덜 먹으라는 조언은 문제를 해결하지 못한다. 중요한 것은 왜 먹는지를 인식하는 것이다. 지금의 식사가 허기를 위한 것인지, 아니면 다른 무엇을 대신하고 있는지. 배부름 이후의 질문은 죄책감을 요구하지 않는다. 대신 자각을 요구한다. 내가 지금 무엇을 채우려 하고 있는지에 대한 솔직한 인식이다.

우리는 앞으로도 배부른 상태에서 먹을 것이다. 이 사회에서 그것을 완전히 피하는 것은 거의 불가능하다. 중요한 것은 그 사실을 인정한 상태에서 선택하는가, 아니면 아무 생각 없이 반복하는가의 차이다. 배부름 이후의 식사는 인간의 약점이 아니라, 인간이 처한 조건의 반영이다. 그 조건을 이해할 때, 비로소 다음 질문으로 나아갈 수 있다. 우리는 계속 이렇게 먹을 것인가, 아니면 다른 방식의 '충분함'을 상상할 수 있을 것인가.

자극, 이미지, 가성비, 고립. 우리가 필요 이상으로 먹게 되는 이유는 단일하지 않다. 그것은 생물학과 산업, 감정과 구조가 겹쳐진 결과다. 이 질문을 회피하지 않는 것, 바로 거기서부터 다시 먹는 방식은 달라질 수 있다.

2

맛은
어디에서 끝나는가

맛은 혀에서 시작되지만, 혀에서 끝나지 않는다. 우리는 흔히 맛을 감각의 문제로 설명한다. 단맛, 짠맛, 신맛, 쓴맛, 감칠맛. 이 다섯 가지로 세계를 나누고, 강도와 균형으로 좋고 나쁨을 판단한다. 미각은 수치화하기 쉽고, 비교하기 쉽다. 그래서 우리는 맛을 객관적인 감각처럼 다룬다. 그러나 실제로 우리가 "맛있다"고 말할 때 떠올리는 것은 혀의 감각만이 아니다. 장소, 함께한 사람, 그날의 기분, 그리고 그 음식을 둘러싼 이야기까지가 함께 호출된다.

한 그릇의 음식은 단일한 자극이 아니라, 여러 감각과 기억이 겹쳐진 결과물이다. 바로 그 경계를 묻는다. 맛은 과연 어디에서 끝나는가.

미각은 가장 즉각적인 감각이다. 입에 넣는 순간 반응하고, 몇 초 안에 판단이 내려진다. 그리고 그 판단은 빠르게 사라진다. 반면 기억은 느리게 형성되고 오래 남는다. 흥미로운 점은, 우리가 기억하는 '맛있는 음식'의 상당수가 실제 미각의 세부를 정확히 떠올릴 수 없다는 사실이다. 우리는 그 국이 얼마나 짰는지, 그 고기가 정확히 어느 정도로 익었는지를 기억하지 않는다. 오히려 그런 정보는 쉽게 흐려진다. 대신 그 음식을 먹던 장면을 기억한다. 추운 날씨, 좁은 가게, 김이 오르던 그릇, 옆자리의 소음, 문을 열고 들어올 때의 공기. 기억 속의 맛은 혀가 아니라 공간과 시간에 묶여 있다.

이 지점에서 맛은 미각의 영역을 벗어난다. 음식은 더 이상 혀의 경험이 아니라, 시간의 경험이 된다. 맛있었다는 기억은 실제로는 '그 순간이 좋았다'는 기억에 가깝다. 그래서 어떤 음식은 다시 먹어보면 기대에 못 미친다. 과거에 분명히 맛있었던 기억이 있는데, 지금의 혀는 고개를 갸웃한다. 이때 우리는 종종 음식이 변했다고 말하지만, 실제로는 우리의 조건이 달라진 경우가 많다. 그때의 온도, 함께한 사람, 감정의 상태는 다시 재현될 수 없기 때문이다.

이는 그 음식이 변해서가 아니라, 우리가 기억했던 것이 맛 자체가 아니라 그때의 서사였기 때문이다. 맛은 기억과 결합할 때 과장되고, 미화되며, 때로는 재구성된다. 기억 속의 맛은 실제보다 더 선명해지거나, 더 특별해진다. 그리고 그 차이는 실패가 아니라, 맛이 감각을 넘어서는 순간에 생기는 자연스러운 결과다. 우리는 결국 혀로만 먹지 않는다. 우리는 시간을, 상황을, 그리고 그때의 자신을 함께 먹는다.

서사는 언제 맛을 대신하게 되었는가

외식 산업은 이 사실을 누구보다 잘 알고 있다. 그래서 요리는 점점 더 이야기와 함께 제공된다. 지역의 이름, 셰프의 이력, 재료의 출처, 조리법의 전통. 우리는 그것을 읽고 난 뒤 음식을 먹는다. 그리고 그 정보는 실제 미각에 영향을 미친다. 같은 음식이라도 '할머니의 레시피'로 소개되면 더 따뜻하게 느껴지고, '한정 수량'이라는 말이 붙으면 더 특별하게 인식된다. 맛은 객관적인 감각이 아니라, 해석된 감각이기 때문이다.

문제는 이 서사가 언제부터 맛을 압도하기 시작했는가다. 인스타그램의 사진, 먹방의 리액션, 리뷰의 별점은 음식을 먹기 전에 이미 하나의 결론을 제시한다. 우리는 그 결론을 확인하기 위해 먹는다. 놀라움은 줄어들고, 확인의 과정만 남는다. 이때 맛은 탐험의 대상이 아니라 검증의 대상이 된다. 미각은 경험하기 전에 이미 방향을 부여받는다. 혀는 자유롭게 느끼기보다, 이미 정해진 답안지를 따라가게 된다.

이 구조에서 기억은 점점 더 표준화된다. 모두가 같은 포인트에서 사진을 찍고, 같은 표현으로 맛을 설명한다. "육즙이 살아 있다." "불향이 난다." "가성비가 좋다." 이 언어들은 분명 유용하다. 하지만 그 언어가 반복될수록, 경험은 점점 비슷해진다. 말할 수 있는 것만 느끼게 되고, 느낀 것은 다시 같은 말로 정리된다. 맛은 개인적인 감각에서 사회적으로 승인된 표현으로 이동한다. 그 과정에서 미각의 미묘한 차이와 개인적인 반응은 쉽게 탈락한다.

그렇다고 해서 서사가 언제나 문제인 것은 아니다. 오히려 인간은 서사를 통해 세계를 이해한다. 음식에 이야기가 붙을 때, 우

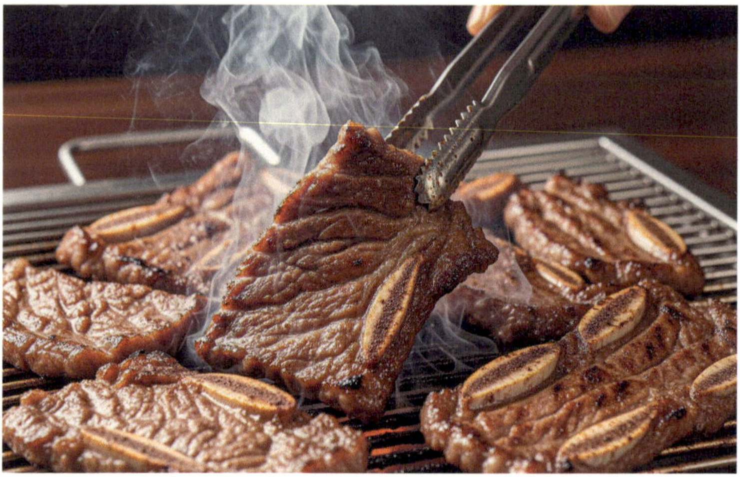

리는 그 음식을 더 오래 기억하고, 더 천천히 먹는다. 문제는 서사가 미각을 보조하는 것이 아니라, 대체할 때 발생한다. 실제로는 평범한 맛임에도 불구하고, 이야기 덕분에 과도한 의미가 부여되는 순간, 맛은 더 이상 평가의 대상이 아니다. 그것은 소비해야 할 상징이 된다.

여기서 '맛은 어디에서 끝나는가'라는 질문은 다시 방향을 바꾼다. 맛은 끝나는 것이 아니라, 다른 것으로 변형된다. 미각에서 시작해 기억으로 이동하고, 기억에서 서사로 확장된다. 이 과정 자체는 자연스럽다. 문제는 우리가 그 경계를 인식하지 못한 채, 모든 것을 맛이라고 부를 때다. 그 결과 우리는 실제로 무엇을 맛보고 있는지 알기 어려워진다.

개인적인 경험에서도 이 경계는 분명히 드러난다. 어떤 음식은 설명하기 어렵지만 좋고, 어떤 음식은 설명은 화려하지만 다시 먹고 싶지 않다. 전자는 미각과 기억이 자연스럽게 이어진 경우이고, 후자는 서사가 미각을 앞질러버린 경우다. 맛있는 경험은 종종 말로 정리되지 않은 채 남는다. 정확한 이유를 설명할 수 없지만, 몸이 기억한다. 그 여백이 바로 맛의 핵심일지도 모른다.

중요한 것은 맛을 분리해 보자는 제안이다. 지금 느끼는 것이 실제 미각인지, 아니면 이미 주입된 기대인지. 기억하고 있는 것이 음식의 맛인지, 그때의 상황인지. 이 구분은 평가를 위한 것이 아니라, 경험을 되찾기 위한 것이다. 맛을 다시 혀로 돌려보내는 일, 그리고 그 이후에 따라오는 기억과 이야기를 천천히 받아들이는 일.

맛은 혀에서 시작해 기억과 서사를 거쳐 다시 삶으로 돌아온다. 어디에서 끝나는지를 묻는 것은, 어디까지를 스스로의 경험으로 가져올 것인가를 묻는 일이다. 우리가 먹는 것은 음식이지만, 남는 것은 감각과 기억, 그리고 그 위에 덧붙여진 이야기다. 그 경계를 인식할 때, 맛은 다시 개인적인 것이 될 수 있다.

3

요리하는 사람과 먹는 사람 사이의 차이

식탁은 언제나 완성된 장면으로 우리 앞에 놓인다. 접시는 이미 채워져 있고, 음식은 식을 시간조차 허락하지 않은 채 가장 좋은 상태로 도착한다. 이때 우리는 거의 생각하지 않는다. 이 한 끼가 어디서 시작되었는지, 그리고 누가 그 시작을 맡았는지를. 먹는 행위는 늘 결과의 시간이고, 요리는 과정의 시간이다. 이 둘 사이에는 분명한 차이가 존재하지만, 우리는 그 차이를 의식하지 않도록 길들여져 왔다.

요리하는 사람과 먹는 사람의 가장 큰 차이는 시간을 쓰는 방식이다. 먹는 사람의 시간은 현재형이다. 지금 먹고, 지금 배부르고, 지금 만족하거나 불만족한다. 반면 요리하는 사람의 시간은 미래형이다. 아직 오지 않은 식사를 위해 지금을 사용한다. 재료를 고르고, 실패를 계산하고, 타이밍을 조절한다. 요리는 늘 먹기 이전에 존재한다. 이 시간의 비대칭은 곧 관계의 비대칭으로 이어진다.

과정이 지워질수록 관계는 얇아진다

이 차이는 가정에서 가장 선명하게 드러난다. 누군가는 하루의 마지막 에너지를 식탁 위에 올려놓고, 누군가는 그 에너지를 받아들인다. 식사는 함께 하지만, 피로는 나뉜다. 요리는 종종 사랑과 헌신의 언어로 설명되지만, 그 언어가 반복될수록 노동의 실체는 흐려진다. "해주는 사람"과 "먹는 사람"이라는 구분은 자연스럽게 굳어지고, 역할은 선택이 아니라 기대가 된다. 기대는 설명되지 않기 때문에, 거절되기 어렵다.

먹는 사람은 평가할 수 있다. 짜다, 싱겁다, 오늘은 별로다. 이 말들은 가볍게 오가지만, 요리하는 사람에게는 하루의 결과를 요약하는 문장이 된다. 반면 요리하는 사람은 설명해야 한다. 재료가 어땠는지, 시간이 부족했는지, 왜 이런 선택을 했는지. 이때 차이는 단순한 역할 분담을 넘어선다. 한쪽은 결과를 소비하고, 다른 한쪽은 과정을 책임진다. 이 책임의 무게는 식탁 위에 오르지 않는다. 접시 위에는 음식만 남고, 그 음식에 도달하기까지의 시간은 사라진다.

외식으로 시선을 옮기면, 이 차이는 더 구조적으로 확대된다. 레스토랑에서 먹는 사람은 손님이고, 요리하는 사람은 시스템의 일부가 된다. 메뉴판에는 요리의 이름만 남고, 그 요리를 만든 사람의 조건은 삭제된다. 몇 시간의 준비, 반복되는 동작, 축적된 실패는 보이지 않는다. 먹는 사람은 선택하고, 기다리고, 평가한다. 요리하는 사람은 반복하고, 조정하고, 견딘다. 이때 둘은 같은 공간에 있지만, 같은 경험을 하지 않는다.

플랫폼과 배달 문화는 이 차이를 더욱 벌려 놓았다. 우리는 요리하는 사람을 보지 않는다. 얼굴도, 동선도, 맥락도 없다. 남는 것은 용기와 별점이다. 먹는 사람은 점점 더 가벼워지고, 요리하는 사람은 점점 더 투명해진다. 투명해진 노동은 존중받기 어렵다. 보이지 않는 것은 쉽게 전제되고, 전제된 것은 질문되지 않는다. 빠름과 편리함은 중립적인 가치처럼 보이지만, 그 이면에서는 항상 누군가의 시간이 더 많이 소모된다.

요리하는 사람과 먹는 사람의 차이는 위험을 감당하는 방식에서도 드러난다. 먹는 사람의 실패는 개인적이다. 입맛에 맞지 않으면 남기면 된다. 다시 주문하면 된다. 그러나 요리하는 사람의 실패는 구조적이다. 장사가 안 되면 다음 날이 없다. 리뷰 하나, 평점 하나가 생존과 직결된다. 같은 실패라도, 감당해야 할 무게는 전혀 다르다. 한쪽의 실망은 경험으로 끝나지만, 다른 한쪽의 실망은 기록으로 남는다.

흥미로운 점은, 이 차이가 종종 오해된다는 것이다. 먹는 사람이 돈을 냈기 때문에 권력을 가진 것처럼 보이지만, 실제로는 선택지 자체가 이미 제한되어 있다. 요리하는 사람 역시 자유로운 창작자인 것처럼 보이지만, 현실에서는 데이터와 수요에 맞춰 움직인다. 이 구조 안에서 차이는 개인의 태도 문제가 아니라, 역할이 설계된 방식의 문제다. 서로를 배려하지 않아서가 아니라, 서로를 볼 수 없도록 만들어진 환경 때문이다.

가정에서도, 외식에서도 중요한 질문은 같다. 이 차이를 인식하고 있는가. 요리하는 사람이 언제나 같은 사람인가. 먹는 사람은 그 과정을 상상해 본 적이 있는가. “아무거나 괜찮아”라는 말은 배려처럼 들리지만, 실제로는 결정의 부담을 넘기는 방식일 수 있다. 차이는 종종 말의 형태로 유지된다. 말은 가볍지만, 그 말이 반복될수록 역할은 굳어진다.

역할을 없애자는 것이 아니다. 요리하는 사람과 먹는 사람은 앞으로도 존재할 것이다. 문제는 그 차이가 고정될 때 발생한다. 요리는 점점 소진이 되고, 먹기는 점점 무심해진다. 식탁은 편리해지지만, 관계는 얇아진다. 과정이 지워진 식사는 효율적이지만, 오래 남지 않는다.

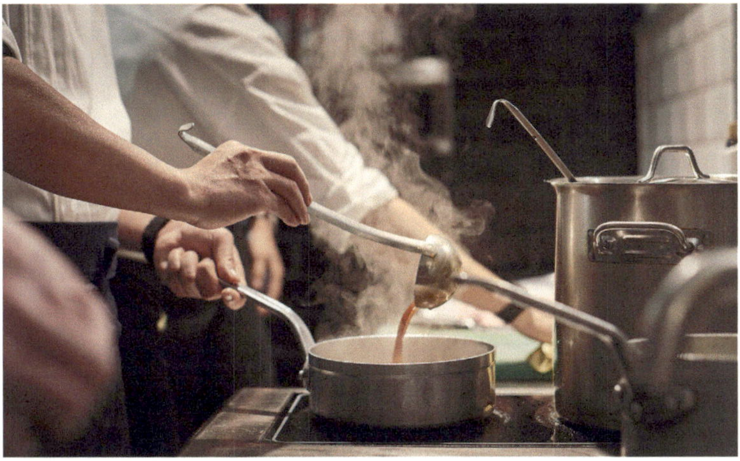

차이를 줄이는 방법은 거창하지 않다. 요리를 함께 하지 않아도, 그 과정을 인정할 수는 있다. 메뉴를 함께 결정하고, 기다림을 공유하고, 실패를 결과가 아니라 과정으로 받아들이는 태도. 외식에서도 마찬가지다. 한 접시 뒤에 있는 시간을 상상하는 순간, 먹는 행위는 단순한 소비에서 벗어난다. 식사는 다시 누군가의 시간을 통과해 온 것이 된다.

누군가는 차려주고, 누군가는 먹는다. 이 문장은 사실이지만, 동시에 선택의 여지를 남긴다. 그 차이를 당연하게 받아들일 것인가, 아니면 의식적으로 다룰 것인가. 식탁의 회복은 역할의 교체가 아니라, 차이를 바라보는 시선의 변화에서 시작된다. 그때 비로소 먹는 행위는 다시 관계가 된다.

4

기억하고 싶은 식탁, 마지막 만찬

사람은 죽음을 앞두고 무엇을 떠올릴까. 업적이나 숫자보다 먼저 떠오르는 것은 대개 장면이다. 특정한 얼굴, 공기의 온도, 창밖의 빛, 그리고 뜻밖에도 식탁이다. 마지막 만찬이라는 오래된 상상은 종교적 상징을 넘어 인간의 기억 구조를 드러낸다. 우리는 삶을 하루하루의 연속으로 기억하지 않는다. 대신 몇 개의 식탁, 몇 개의 장면으로 압축한다. 어떤 음식이었는지는 흐릿해져도, 그때의 분위기와 관계는 또렷이 남는다.

마지막 만찬이 흥미로운 이유는, 그것이 늘 과잉되지 않기 때문이다. 상상 속의 마지막 식사는 호화로운 연회이기보다, 의외로 단순한 경우가 많다. 잘 구운 빵, 익숙한 국물, 누군가가 차려

준 평범한 음식. 이때 중요한 것은 메뉴의 희귀함이나 가격이 아니라, 그 식탁에 머무는 시간의 밀도다. 우리는 최고의 맛보다, 가장 '나다운' 장면을 기억하고 싶어 한다. 그 장면은 종종 특별함이 아니라 익숙함에서 나온다.

기억되는 식탁의 조건

기억에 남는 식탁에는 공통점이 있다. 그 식탁은 거의 예외 없이 약간 어긋나 있다. 음식이 제때 나오지 않거나, 간이 조금 세거나, 예상과 다른 그릇에 담겨 나오기도 한다. 누군가는 숟가락을 떨어뜨리고, 주문은 한 번쯤 잘못 전달된다. 갑작스러운 침묵이 흐르거나, 대화가 엇갈리는 순간도 있다. 이 어긋남은 결함처럼 보이지만, 바로 그 지점에서 장면이 만들어진다. 기다리는 동안 말이 붙고, 실수를 둘러싸고 웃음이 생긴다. 완벽한 서비스는 매끄럽지만, 매끄러움은 흔적을 남기지 않는다. 우리는 흠 없는 경험보다, 작은 불편이 개입된 순간을 더 오래 기억한다. 기억은 효율이 아니라 마찰 위에서 형성된다.

이 어긋남은 음식의 문제가 아니라 관계의 문제로 이어진다. 마지막 만찬의 상상은 늘 관계의 형태를 함께 드러낸다. 혼자 먹는 장면도 가능하지만, 그보다 더 자주 누군가가 함께 있다. 말없이 마주 앉아도 어색하지 않은 사람, 잠시 다투었다가도 같은 식

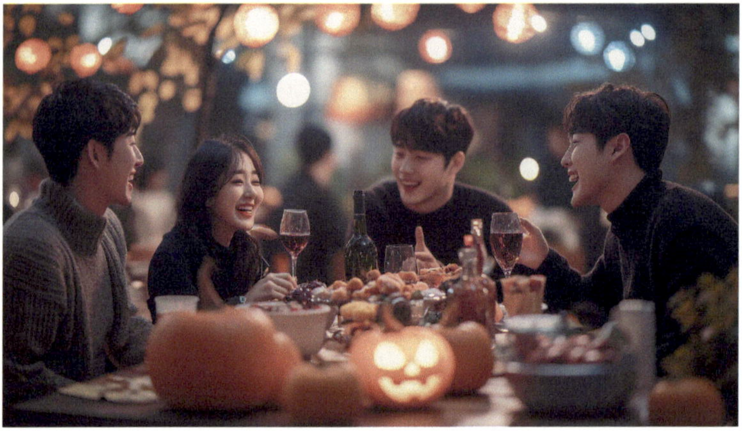

탁에 다시 앉을 수 있는 사람, 굳이 설명하지 않아도 되는 관계. 기억하고 싶은 식탁은 음식의 완성도보다 관계의 안전성을 반영한다. 이 안전함은 고급 레스토랑의 세심한 서비스보다, 실패가 허용되는 익숙한 식탁에서 더 자주 발생한다. 거기에서는 간이 맞지 않아도 변명할 수 있고, 음식이 식어도 웃고 넘길 수 있다. 식탁이 관계를 시험하지 않기 때문에, 사람은 비로소 편해진다.

흥미로운 점은, 마지막 만찬에 등장하는 음식이 꼭 '가장 좋아하는 음식'일 필요는 없다는 것이다. 오히려 그 음식은 특정한 시기, 특정한 사람과 결합된 경우가 많다. 어릴 적 자주 먹던 반찬, 힘들 때마다 누군가가 해주던 요리, 특별한 날이 아니라 평범한 날에 반복되던 음식. 그 음식은 미각의 총합이라기보다 시간의 표식에 가깝다. 맛이 뛰어나서가 아니라, 그 음식을 먹던 자신이 분명히 존재했기 때문에 기억된다.

우리는 음식을 통해 시간을 기억하고, 그 시간을 통해 자신이 어떤 사람이었는지를 확인한다. 무엇을 좋아했는지보다, 누구와 어떤 방식으로 시간을 보냈는지가 식탁 위에 남는다. 마지막 만찬에 남는 것은 결국 음식의 이름이 아니라, 그 음식이 놓였던 관계와 시간이다. 그래서 기억하고 싶은 식탁은 늘 완벽하지 않다. 그러나 바로 그 불완전함 덕분에, 그것은 삶의 한 장면으로 남는다.

효율적인 식사는 왜 기억이 되지 않는가

이 상상은 지금의 외식 문화와 묘하게 어긋난다. 우리는 매일 더 많은 선택지를 갖는다. 메뉴판은 길어지고, 배달 앱에는 끝없이 쏟아지는 추천이 기다린다. 그러나 정작 오래도록 기억에 남는 식사는 점점 줄어든다. 실패 없는 만족, 예측 가능한 맛, 빠른 회전. 효율적이고 편리하다는 장점은 있지만, 그 속에서 이야기는 만들어지지 않는다. 한 끼를 먹고 난 뒤에도, 우리는 무엇을 느꼈는지, 어떤 장면을 기억할지 묻기 전에 이미 다음 선택지로 이동한다. 배달 앱으로 고른 음식은 정확하고 편리하지만, 마지막 만찬의 재료가 되기에는 부족하다. 화면 속 이미지를 탭하면 음식은 손쉽게 내 앞에 놓이지만, 기억의 중심이 되기보다 배경으로 사라진다. 장면은 존재하지만, 시간과 관계는 희미하다.

현대의 식탁은 속도를 기준으로 설계된다. 기다림은 제거되고, 불확실성은 최소화된다. 음식이 늦게 나오는 경우는 줄어들고, 실패할 가능성은 데이터와 알고리즘으로 계산되어 사전에 걸러진다. 그러나 기억은 언제나 시간 낭비처럼 보이는 순간에서 만들어진다. 음식이 나오기까지의 대화, 잠시 멈춰 서서 선택을 고민하는 시간, 따뜻함이 식어가는 동안의 망설임, 다 먹지 못하고 남긴 접시, 이런 소소한 순간들이 우리의 뇌에 각인된다. 속도가 모든 것을 지배하는 지금, 우리는 그 느림을 의도적으로 찾아야 한다. 마지막 만찬의 상상 속에는 언제나 느림이 있다. 그것은 비효율처럼 보이지만, 바로 그 느림이 기억을 가능하게 하고, 장면을 삶의 일부로 만드는 조건이다.

우리는 지금 어떤 식탁을 만들고 있는가. 이 식사가 언젠가 기억될 가능성이 있는가, 아니면 수많은 끼니 중 단순히 처리되고 잊혀질 것인가. 모든 식사가 특별할 필요는 없다. 그러나 모든 식사가 완전히 지워질 필요도 없다. 기억될 가능성을 조금이라도 남겨두는 식탁, 실수와 어긋남을 허용하는 식탁, 대화와 감각이 흐르는 식탁은 여전히 존재할 수 있다. 작은 순간에도 마음을 기울이면, 평범한 한 끼가 미래의 장면으로 남을 수 있다.

마지막 만찬의 상상력은 결코 미래를 위한 공상이 아니다. 그것은 현재를 다시 볼 수 있는 도구다. 오늘의 식탁을 조금 다르게 경험하게 만들고, 우리가 먹는 방식과 머무는 태도를 조정하게 한다. 속도를 늦추고, 완벽하지 않은 음식을 받아들이고, 관계 속에서 불편과 어긋남을 견디는 연습. 이 연습은 거창한 변화가 아니라, 태도의 미세한 조정에 가깝다. 무엇을 먹느냐보다, 그 시간을 어떻게 보내고, 누구와 나누는지가 더 중요하다.

사람은 언젠가 마지막으로 먹게 될 것이다. 그러나 그때 무엇을 먹을지는 중요하지 않을지도 모른다. 더 중요한 것은, 우리가 어떤 식탁을 반복해 왔는가다. 평범한 식탁 위의 작은 습관, 소소한 대화, 실패를 허용한 경험, 느림을 견딘 경험. 마지막 만찬은 결코 갑자기 찾아오지 않는다. 그것은 수많은 평범한 식탁의 총합으로 이미 오래전부터 만들어지고 있으며, 지금 우리가 경험하는 매일의 식탁이 그 기억의 씨앗이 된다.

5

불완전함 속에서 식탁에 앉기

우리는 이미 알고 있다. 우리가 먹는 방식이 결코 완벽하지 않다는 것을. 오늘 식탁 위에 놓인 한 끼가 누군가의 과로 위에 올라와 있을지도 모른다는 사실, 우리가 선택한 재료가 이미 환경에 부담을 주었을 가능성, 또 우리의 선택이 다른 더 나은 대안을 밀어냈을지도 모른다는 사실까지. 그럼에도 불구하고 우리는 다시 먹는다. 단순히 하루를 넘기기 위해서가 아니라, 삶을 이어가기 위해서, 몸과 마음을 유지하기 위해서이다.

먹는다는 행위는 언제나 모순을 품고 있다. 생존을 위해 반드시 필요하지만, 그 과정은 결코 완전하지 않다. 완벽하게 윤리적인 식사도, 완전히 무해한 선택도 존재하지 않는다. 모든 선택에는 타협이 숨어 있고, 모든 선택에는 한계가 따른다. 현대를 살아가는 우리는 그 사실을 점점 더 잘 알게 되었고, 그래서 식탁 앞에서 종종 주저하게 된다. 이 주저함은 무지에서 비롯된 것이 아니라, 오히려 과잉 인식에서 나온다. 우리는 이미 너무 많은 정보를 알고 있으며, 그 정보가 판단을 오히려 무겁게 만든다.

현대의 식사는 정보로 가득하다. 원산지, 노동 조건, 탄소 발자국, 영양 성분, 가격 구조, 계절성과 지역적 조건까지. 한 끼를 고르기 위해 고려해야 할 요소는 끝이 없다. 어느 하나를 선택하면 다른 하나를 포기해야 하고, 어느 하나를 만족시키면 또 다른 기준이 만족되지 않는다. 이 모든 조건을 동시에 충족시키는 선택은 사실상 불가능하다. 완벽한 선택은 애초에 존재하지 않는다.

그래서 많은 사람들은 질문을 멈춘다. 피로는 무관심으로 이어지고, 무관심은 다시 자동화된 선택으로 돌아간다. 오늘의 한 끼도 그렇게 반복된다. 메뉴를 고르고, 장바구니를 채우고, 결제를 마친 후 잠시 안도하지만, 마음 한편에는 언제나 '더 나은 선택이 있었을까'라는 작은 물음이 남는다.

그럼에도 우리는 다시 식탁에 앉는다. 배고픔과 습관, 그리고 삶을 이어가고자 하는 근본적인 욕구가 우리를 이끌기 때문이다. 그럼에도 우리는 먹는다. 단순한 체념이 아니라, 인간적인 끈기다. 완벽하지 않다는 사실을 알고 선택하는 것, 그 자체가 이미 하나의 태도다.

단 한 끼의 식사가 완벽하지 않을 수 있음을 이해하면서도, 우리는 계속해서 포크를 들고, 젓가락을 든다. 먹는다는 것은 언제나 현재의 조건 속에서 최선이 아닌, 차선의 선택을 받아들이는 일과 가깝다. 중요한 것은 그 차선이 아무 질문 없이 굳어지느냐, 아니면 계속 조정되고 반성되느냐다. 우리는 스스로에게 묻는다. 오늘의 선택이 옳았는가, 아니면 조금 다른 방법이 있었을까. 그 질문이 계속 살아 있을 때, 불완전한 선택조차 의미를 가진다.

식탁 앞에서의 이 긴장과 주저함, 반복되는 선택과 차선의 인정은 단순한 음식 소비를 넘어, 삶의 지속성을 지탱하는 작은 의식과 같다. 우리는 언제나 불완전한 조건 속에서 먹지만, 그 불완전함을 의식하며 선택하는 행위 자체가 바로 인간적인 끈기이며, 불완전한 세계에서 살아가는 우리의 방식이다.

지속의 기술, 그리고 타협의 미학

식사는 중단할 수 없는 행위다. 우리는 소비를 거부할 수는 있어도, 먹기를 완전히 거부할 수는 없다. 배고픔은 생존의 기본 조건이며, 식사를 통해 몸과 마음을 유지하는 일은 매일 반복되는 필수적인 행위이기 때문이다. 그렇기에 먹는다는 것은 단순한 저항이 아니라, 삶을 이어가는 지속의 기술에 가깝다. 어떻게 포기하지 않고, 어떻게 무너지지 않으며, 어떻게 질문을 완전히 놓지 않을 것인가. 이 문제는 혁명적인 도약이나 극적인 변화보다는, 매일의 평범한 선택과 반복 속에서 조금씩 실천되는 일상적인 과제에 더 가깝다.

불완전한 세계에서의 식사는 언제나 타협을 동반한다. 시간과 돈, 윤리와 편의, 개인의 욕망과 구조적 한계 사이에서 균형을 잡아야 한다. 어떤 날은 조금 더 나은 선택을 하고, 또 어떤 날은 그렇지 못할 수도 있다. 한 끼 한 끼에서 완벽함을 기대하는 것은 현실적으로 불가능하며, 그 흔들림과 불균형은 실패가 아니라 현실 그 자체다. 지속 가능한 태도란 반드시 일관된 완벽함을 의미하지 않는다. 대신, 잘못된 선택이나 부족한 선택이 있더라도 다시 돌아올 수 있는 회복력을 포함한다. 식탁 위에서 반복되는 매

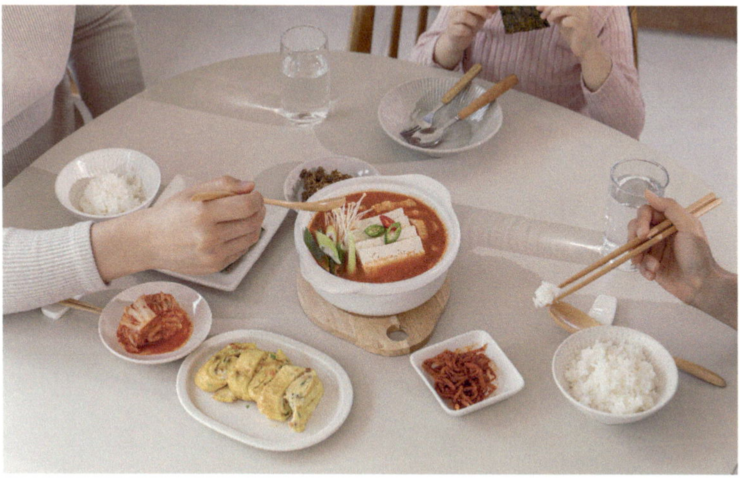

일의 작은 선택과 회복이야말로 인간이 불완전한 현실 속에서 삶을 이어가는 방식이다.

우리가 다시 먹는 이유는 단순히 배가 고프기 때문만은 아니다. 식사는 하루를 구분하는 장치이자, 흐르는 시간을 붙잡는 방식이기도 하다. 아무리 혼란스러운 날에도, 밥을 먹는 순간만큼은 몸이 현재로 돌아오고, 마음이 잠시 정리된다. 뜨거운 국물을 입에 넣고, 숟가락으로 한 입씩 떠먹는 그 행위는 작지만 분명한 회복의 감각을 준다. 이 회복은 눈에 보이는 성과나 큰 사건과는 다르지만, 불완전한 세계에서 인간이 스스로를 유지하는 가장 중요한 방법이다. 우리는 식사를 통해 현재에 몸과 마음을 붙잡고, 다시 삶을 살아갈 힘을 얻는다.

더 나은 식탁은 모든 문제를 해결한 결과가 아니라, 문제를 인식한 채 계속 앉는 선택에서 시작된다. 완벽함은 애초에 존재하지 않지만, 문제를 인식하고 선택을 반복하는 태도 자체가 이미 이전과는 다른 의미 있는 식사다. 질문을 가진 채 먹는다는 것은 단순히 배를 채우는 행위를 넘어, 삶을 관찰하고 삶과 대화하는 행위로 확장된다.

그럼에도 우리는 다시 먹는다. 그리고 다시 선택한다. 때로는 실망하고, 때로는 만족하며, 때로는 아무 기억도 남기지 못한 채 식사를 마치기도 한다. 그러나 이러한 반복 속에서 우리는 조금씩 기준을 조정한다. 완벽한 세상을 기다리지 않고, 불완전한 현실 속에서 식탁을 유지하는 법을 배우며, 조금씩 자신만의 균형과 태도를 찾아간다.

먹는다는 것은 결국 희망에 가까운 행위다. 내일도 먹을 것을 전제로 하고, 다음 식사를 계획한다는 것은 삶의 가능성이 아직 닫히지 않았음을 보여준다. 불완전한 세계에서 계속 먹고 반복적으로 선택하며 회복하는 일은 삶을 포기하지 않았다는 가장 조용한 선언이자, 매일 식탁 위에서 스스로에게 던지는 생존과 희망의 증거이다.

에필로그

우리는 언제부터 이렇게 많이 먹으면서도, 정작 무엇을 먹고 있는지는 잘 알지 못하게 되었을까. 식탁은 분명 풍성해졌다. 선택지는 넘쳐나고, 화면은 점점 더 친절해졌으며, 추천은 정교해졌다. 그러나 그만큼 식탁 앞에서의 사유는 짧아졌다. 배달앱의 첫 화면, 알고리즘이 제시하는 문장, '많이 팔린 메뉴'라는 표식이 우리의 판단을 대신한다. 우리는 더 이상 고르지 않는다. 고른 것처럼 느낄 뿐이다. 먹는 행위는 선택의 결과라기보다, 처리해야 할 일과에 가까워졌다.

이 변화는 어느 날 갑자기 일어난 단절이 아니다. 오히려 아주 오랜 시간에 걸쳐 축적된 결과다. 우리는 조금씩 판단을 외주화해 왔다. 편리함에 익숙해졌고, 실패하지 않는 선택을 선호하게 되었다. 그 과정에서 음식은 점점 더 빠르고, 더 강하며, 설명이 필요 없는 형태로 정렬되었다. 망설일 필요 없는 맛, 비교할 필요 없는 조합. 한 끼는 배를 채우는 기능으로 축소되고, 식사는 일정표 사이에 끼워 넣는 시간 단위가 되었다. 먹는다는 행위는 계속 반복되지만, 그 의미는 점점 가벼워졌다.

우리는 배달과 플랫폼이 바꿔 놓은 외식의 풍경을 살펴보았다. 선택지는 늘어났지만, 그 선택의 방향은 점점 더 정렬되었다. 제2부에서는 자극에 길들여진 미각과, 가성비라는 이름 아래 확산된 초가공 식품의 논리를 다루었다. 제3부에서는 기술과 데이터가 외식을 재편하는 방식을 들여다보았고, 제4부에서는 지속 가능성이 개인의 윤리로 환원되는 구조적 모순을 마주했다. 제5부와 제6부는 다시 질문을 개인의 식탁으로 돌려놓았다. 우리는 어떤 선택을 할 수 있는가, 그리고 그 선택을 지속하기 위해 무엇을 포기하고 무엇을 받아들여야 하는가.

이 모든 변화의 중심에는 '외식'이 있다. 외식은 단순한 소비가 아니다. 그것은 도시의 리듬이며, 노동의 형태이고, 관계가 맺히는 방식이다. 무엇을 먹는가는 곧 어떤 사회를 지지하는가라는 질문으로 이어진다. 빠르고 싸게 먹는 구조, 예측 가능한 만족을 제공하는 시스템, 취향을 관리하는 기술은 모두 나름의 합리성을 지닌다. 문제는 그것들이 유일한 기준처럼 굳어질 때 발생한다. 다른 방식의 식사가 가능하다는 상상 자체가 사라질 때, 우리는 선택하고 있다고 느끼면서도 사실상 같은 방향으로만 움직이게 된다.

먹는 행위의 출발점은 분명 생존이다. 그러나 거기서 끝나지 않는다. 먹는다는 것은 관계를 맺는 일이다. 재료와의 관계, 만든 사람과의 관계, 함께 먹는 사람과의 관계. 이 관계들이 약해질수록 음식은 기능으로 축소되고, 우리는 포만감만을 소비하게 된다. 배는 채워지지만 식사는 남지 않는다. 기억되지 않는 음식은 경험이 되지 못하고, 경험이 되지 못한 식사는 삶의 일부로 축적되지 않는다.

이 책이 제안하는 것은 새로운 식단도, 더 나은 레시피도, 완벽한 해답의 목록도 아니다. 다만 하나의 기준이다. 지금 이 선택이 더 편리한가, 더 저렴한가라는 질문 대신, 이 선택이 어떤 구조를 강화하고 있는가를 묻는 일. 완벽한 선택은 없다. 상황은 언제나 복잡하고, 선택은 늘 불완전하다. 그러나 질문을 멈추지 않는 태도만은 유지할 수 있다. 그 태도는 거창한 실천이 아니라, 반복 속에서 형성된다.

미래의 식탁은 이미 도착해 있다. 기술은 계속 진화할 것이고, 외식은 더 효율적으로 재편될 것이다. 우리는 과거로 돌아갈 수도 없고, 모든 기술을 거부할 수도 없다. 결국 우리는 언제나 불완전한 조건 속에서 먹게 될 것이다. 중요한 것은 그 불완전함을 인식한 채 선택하는가, 아니면 아무것도 묻지 않은 채 흘러가는

가의 차이다.

먹는다는 것은 시간을 쓰는 일이다. 하루 중 가장 자주 반복되고, 가장 쉽게 자동화되는 시간. 그 시간을 어떻게 대하느냐가 삶의 밀도를 결정한다. 이 책을 덮고 다시 식탁 앞에 앉을 때, 아주 잠시라도 생각해 보기를 바란다. 이 한 끼는 어디에서 왔는지, 어떤 과정을 거쳐 내 앞에 놓였는지. 누군가의 노동과 기술, 시스템과 선택이 어떻게 겹쳐져 이 식사가 되었는지를.

다시 묻는다.

우리는 무엇을 먹고 사는가.

그리고 그 선택은 어떤 사회를 만들어 가고 있는가.

이 질문은 거창한 결론을 요구하지 않는다. 다만 다음 식사 앞에서, 잠시 멈추게 할 수 있다면 충분하다. 먹는 행위가 다시 생각의 대상이 될 때, 식탁은 비로소 소비의 자리가 아니라 삶의 일부로 돌아온다.

참고문헌

- 김난도·전미영·이향은·최지혜. 『트렌드 코리아』. 미래의창.
- 김종덕. 『먹을거리 정의』. 이후, 2018.
- 김성윤. 「먹방 콘텐츠의 사회문화적 의미」. 『미디어사회연구』 27(2), 2019.
- 김영희. 「배달 플랫폼이 외식 자영업자의 수익 구조에 미치는 영향」. 『산업경제연구』 33(4), 2020.
- 민츠, 시드니 W. 『설탕과 권력』. 김문식 옮김. 까치, 2008. (원서 1985)
- 보드리야르, 장. 『소비의 사회』. 이상률 옮김. 문예출판사, 1992.
- 부르디외, 피에르. 『구별짓기』. 최종철 옮김. 새물결, 2005. (원서 1979)
- 세르토, 미셸 드. 『일상의 창조』. 김인환 옮김. 문학과지성사, 2004.
- 싱어, 피터. 『동물해방』. 김성한 옮김. 인간사랑, 2009.
- 아렌트, 한나. 『인간의 조건』. 이진우 옮김. 한길사, 2019.
- 포어, 조너선 사프란. 『우리는 왜 개는 먹고 소는 먹지 않을까』. 김명남 옮김. 민음사, 2010.
- 폴란, 마이클. 『잡식동물의 딜레마』. 조은영 옮김. 다른세상, 2008.
- 폴란, 마이클. 『무엇을 먹을까』. 조은영 옮김. 다른세상, 2009.
- 반 툴레켄, 크리스. 『초가공식품, 음식이 아닌 음식에 중독되다』. 김성훈 옮김. (국내 출판 예정 또는 원서 참고)
- 공정거래위원회. 『배달앱 시장 실태조사 보고서』. 2021.
- 농촌진흥청. 『스마트팜 기술 동향 보고서』. 2021.
- 한국노동연구원. 『플랫폼 노동과 외식 산업 구조 변화』. 2022.